Vocerío

y

salud

Dejemos de hablar a voces

Ana M. Cerro

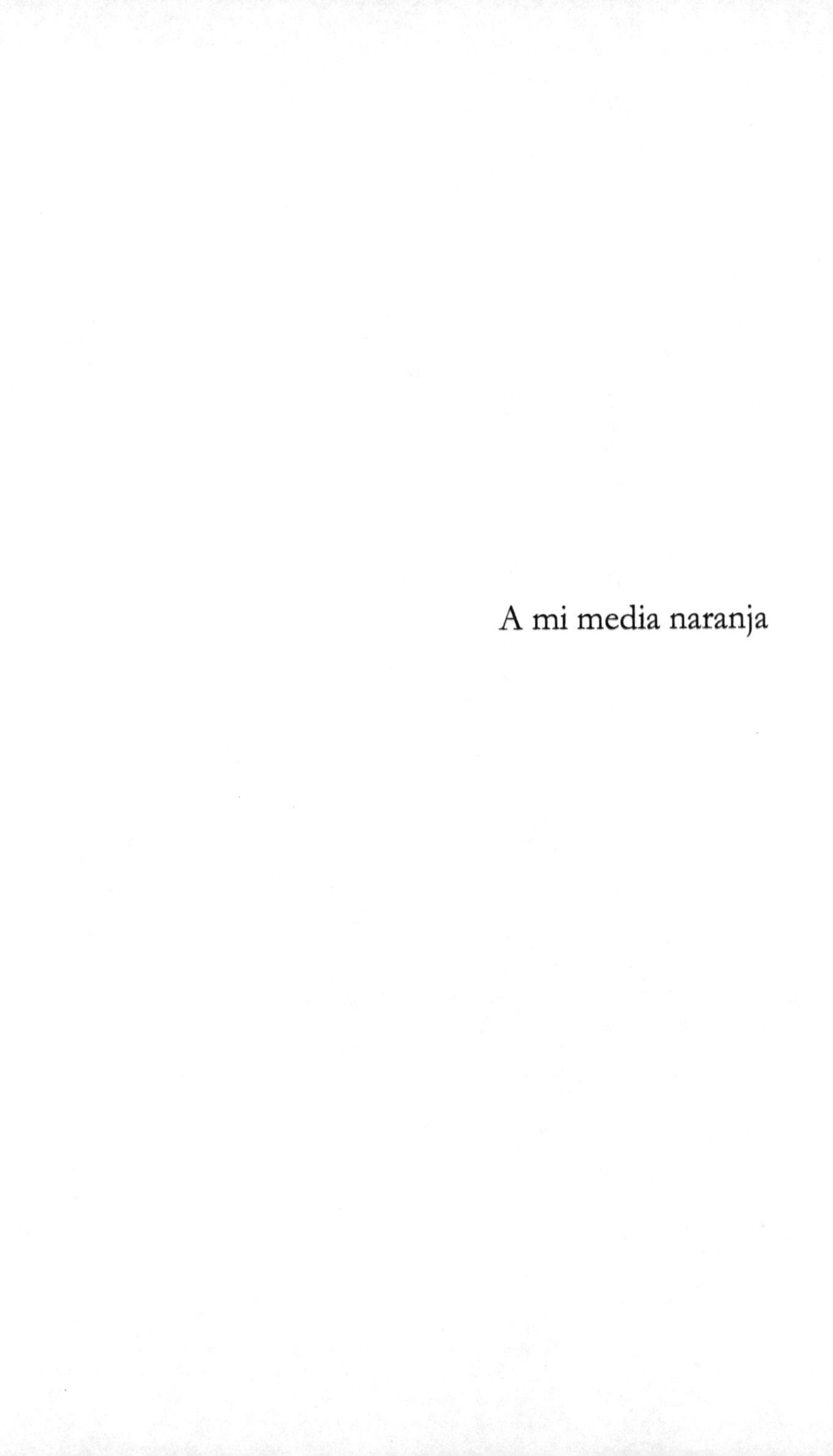

A mi media naranja

Índice

Introducción 7

El ruido en el mundo................................17

   Sonido, ruido y audición...................20

   Sensibilidad al ruido 28

El ruido y la salud 39

   Alteraciones auditivas y del sueño 49

   Salud mental 51

   Ruidos por todas partes....................57

La voz y la forma de hablar 67

   La voz y las culturas........................ 69

   Hablar y escuchar 83

   Ruido en algunos lugares..................114

   El coste sanitario y social del ruido 127

   Voces amables para terminar 134

Bibliografía 139

Definiciones, abreviaturas y acrónimos 153

INTRODUCCIÓN

La salud se define como un estado de bienestar físico, mental y social completo, no es simplemente la ausencia de una dolencia o enfermedad[1]. Y este bienestar depende de múltiples factores, entre los que está el ruido, que es el segundo factor ambiental causante de enfermedad, después de las partículas ultrafinas contaminantes del aire. En Europa, por ejemplo, la mayoría de las personas que viven en grandes zonas urbanas están expuestas a niveles altos de ruido que son perjudiciales para la salud[2].

El ruido es un tipo de contaminación ambiental que provoca efectos adversos en la salud de manera directa y acumulativa. Además, la Organización Mundial de la Salud (OMS) señala que la contaminación acústica produce efectos adversos de tipo económico, sociocultural y también sobre las generaciones futuras[3].

La afectación de la salud causada por el ruido empieza por una incomodidad o molestia, que se puede expresar, entre otras maneras, como enfado o problemas para dormir, pero esto, a su vez, puede dar lugar a la producción de hormonas de estrés y a respuestas del sistema nervioso autónomo. Después, puede haber alteraciones como el aumento de la glucosa o del colesterol en la sangre, el aumento de la presión arterial, etc., trastornos que propician el desarrollo de algunas enfermedades cardiovasculares[4].

Pero la relación de cada persona con el ruido puede variar mucho. Hay desde personas que viven sumergidas en el ruido sin percibirlo como una molestia, aunque tengan que esforzarse para entender y responder a causa del ruido, hasta otras, en el extremo contrario, que perciben los ruidos como una molestia muy intensa, insoportable. Esta diferencia entre personas me parece muy curiosa y es uno de los motivos que me ha animado a investigar sobre este tema.

Confieso que yo formo parte del grupo de personas sensibles a los ruidos y lo he sido toda mi vida. Durante años tuve que estudiar muchas horas con ruidos molestos producidos por otras personas. Era una tortura escuchar voces y ruidos invadiendo mi espacio vital cuando quería estudiar o descansar. Soy sensible de manera especial a los ruidos humanos innecesarios. Cuando se habla del ruido y de la contaminación ambiental que produce se suelen considerar los ruidos del tráfico, de los trenes, las fábricas, las obras públicas, etc., pero todos los ruidos antropogénicos, como la comunicación a voces y los gritos, no se consideran en la lista de los ruidos contaminantes. Sin embargo, el vocerío es un ruido que se añade a los otros, aumentando la contaminación ambiental, y, a veces, puede ser el ruido principal o el único.

Los ruidos de fondo hacen que hablemos más alto. Esto, que parece tan obvio, fue descrito de manera científica por Étienne Lombard a principios del siglo XX: una persona habla más alto cuando ha de hacerlo con ruido de fondo, y cuando deja de haber ruido la persona vuelve a hablar con el mismo volumen que antes de que lo hubiera. Además, la persona sometida a esta situación no tiene la sensación de haber hecho ningún cambio o esfuerzo de voz. Este fenómeno llamado efecto Lombard es el que explica que, cuantas más personas haya hablando en una habitación, más alto hablan. Las voces altas llevan a voces más altas y el ruido se va incrementando más y más en los espacios cerrados.

El efecto Lombard implica que el volumen de la voz aumenta en una habitación solo por el hecho de que haya voces de otras personas en el mismo espacio cerrado. Pero esto también es diferente dependiendo de las personas participantes en las conversaciones. No es igual el vocerío que produce un grupo de personas en un local cerrado y otro grupo formado por el mismo número de personas en otro local cerrado, simplemente porque los individuos pueden ser más o menos habladores, y hablar en tonos de voz suave, alto o normal.

Los espacios de encuentro como bares, restaurantes, parques, terrazas y otros de uso público como trenes, autobuses, metro, hospitales, museos, etc., pueden tener un nivel de ruido muy alto, más de lo que se pudiera pensar, y una parte importante de este ruido procede de las personas, de su tendencia a hablar alto. Esto no ocurre por igual en todas partes ni en todos los países y, por lo tanto, parece que el ruido y las voces que producen los individuos depende en parte de ellos. Hay bastante de educación cívica en esto, no se puede negar, la manera de hablar forma parte del comportamiento que se aprende desde la infancia. También hay un aspecto cultural implícito en distintos sitios del mundo; por ejemplo, si nos fijamos en restaurantes de distintas regiones de Europa, hay lugares donde las personas se comunican casi en susurros, otros en los que comensales y camareros vocean todo el rato, y otros donde la situación puede ser intermedia.

Hay personas que llegan a un lugar público tranquilo y lo invaden con su vocerío, sin que se llegue a producir el efecto Lombard. Algunas voces altas son completamente arbitrarias. Ciertas personas siempre hablan en voz muy alta. Puede ser que tengan problemas de audición y que ese sea el motivo, pero ellos no son conscientes de que están gritando y este no es el caso que nos ocupa, si no el de las personas que hablan a voces todo el tiempo sin tener problemas de audición (por el momento). Quizá ciertas personas que hablan muy fuerte o a gritos han empezado a hacerlo recientemente y otras han hablado de esta forma toda su vida, ya que aprendieron a hablar en un ambiente donde se hablaba así, a voces.

Está demostrado que el ruido es un factor desencadenante de insomnio, estrés y enfermedades cardiovasculares, entre otros trastornos[3]. Sin embargo, se suele señalar al ruido procedente del tráfico, de la industria, los transportes o las obras públicas como causa de estas alteraciones. Pero, ¿y los gritos? Las voces altas constantes son también un ruido que nos obliga a concentrarnos y esforzarnos para conseguir entender los mensajes hablados y otros sonidos y, por lo tanto, son un factor estresante que debería ser, primeramente, reconocido, sobre todo en las «culturas de vocerío», me refiero a sociedades en las que hablar a voces es costumbre.

Decía León Felipe en el poema *¿Por qué habla tan alto el español?*, escrito en los años 40 del siglo XX: «Este tono levantado del español es un defecto, viejo ya, de raza. Viejo e incurable. Es una enfermedad crónica.

Tenemos los españoles la garganta destemplada y en carne viva». De esta forma el poeta reconocía la costumbre de hablar a voces de sus compatriotas. Algo que se sigue señalando hoy.

Conozco a algunas personas con las que me resulta difícil mantener una conversación más de diez minutos, porque hablan a voces y esto me cansa mucho. Me aturden y quiero alejarme de esas voces. No sé si las personas con este hábito de hablar muy alto son conscientes del malestar que pueden producir. Tampoco sé por qué no dejan de hacerlo, porque muchos reconocen que hablan demasiado alto, pero continúan haciéndolo y no muestran ninguna intención de dejar esta costumbre. Algunos incluso sufren problemas de voz, pero siguen forzándola; bastantes acabarán teniendo una alteración de las cuerdas vocales por haber hablado alto durante mucho tiempo.

Creo que la gente no va a dejar de hablar a voces y a gritar hasta que comprenda que, además de innecesario, no es saludable ni para ellos ni para los demás, y que el vocerío, como el resto de los ruidos, produce malestar y estrés en muchas personas. Por esto, el propósito de este libro es revisar, de la manera más objetiva posible, el efecto negativo del ruido sobre la salud, especialmente del que se podría evitar, como hablar a voces; del ruido que procede de ciertos hábitos de comportamiento que podrían cambiarse, lo que repercutiría en una mayor calidad de vida para todos.

EL RUIDO EN EL MUNDO

La densidad de la población humana ha aumentado considerablemente en las últimas décadas a unos niveles sin precedentes en la historia de la humanidad, tanto en los países ricos como en los pobres. En 2014, el 54% de la población mundial estaba concentrada en zonas urbanas y se prevé que será del 66% en 2050[5]. Las áreas urbanas extensas están asociadas, irremediablemente, a la contaminación acústica y, por lo tanto, el ruido será un problema para más personas en todo el mundo.

El ruido se convirtió en una causa de estrés físico y psicológico a partir de la Revolución Industrial. Pero recientemente la exposición de las personas al ruido ha aumentado más, tanto en duración como en intensidad, debido a la presencia en todas partes de aparatos portátiles que producen una estimulación auditiva en forma de voz, de música u otros sonidos[6].

Quisiera introducir una información que no es el objeto principal de este libro, pero que creo es interesante incluir ahora. Se trata de una referencia sobre la contaminación acústica mundial que se repite en artículos de la prensa escrita y todo tipo de textos en internet, en varios idiomas, y que es un claro ejemplo del alto grado de «copia y pega», sin que la información haya sido comprobada. Pues bien, estos textos dicen que «España es el país más ruidoso de Europa y el segundo del mundo después de Japón». En otras versiones, en lugar de España y Japón se refieren en los mismos términos a Madrid y Tokio. Y dicen que esta afirmación está basada en un informe de la Organización para la Cooperación y el Desarrollo Económico (OCDE) del año 1991[7]. Pero si nos molestamos en leer este informe —como señala Plácido Pereira Melero, miembro de la Sociedad Española de Acústica[8]— veríamos un claro ejemplo de la amplificación de una información incorrecta, porque el informe no dice esto, ya que no aporta ningún dato ni de Madrid ni de ningún otro lugar de España, y los países sobre los que se dan algunos datos, muy pocos, sobre ruido son solo seis (Australia, Alemania, Francia, Japón, Países Bajos y Suiza). Dicho esto, dejemos a un lado esta falacia y busquemos información sobre el ruido en el mundo. No sabemos si llegaremos o no a esta conclusión, pero, al menos, extraigamos la información científica que está publicada.

En un estudio realizado sobre algunas aglomeraciones urbanas europeas, resulta que las poblaciones de Alemania tienen la exposición más baja al ruido del tráfico y las de España la más alta (las ciudades españolas con más de 300.000 habitantes mencionadas en este informe son Alicante, Bilbao, Málaga, Murcia, Pamplona y Valencia)[9].

En 2005 se publicó el primer mapa de ruido de la ciudad de Madrid y los resultados no fueron muy halagüeños, ya que en algunas zonas de la almendra central los niveles de ruido eran elevados de día y también de noche, y en bastantes zonas de la ciudad se superaban los niveles recomendables[10,11].

Las experiencias personales y las opiniones en los medios de comunicación pueden apuntar cuáles son los sitios más ruidosos del planeta, y puede que lo sean o no. Pero en esta revisión no se han encontrado estudios científicos en los que se hayan comparado los niveles de ruido de distintos lugares, empleando los mismos métodos de evaluación, y, por ello, no se puede hacer una clasificación objetiva de las ciudades y los países más ruidosos. A pesar de esto, todo el mundo sabe dónde se habla muy alto o hay mucho ruido.

Sonido, ruido y audición

Desde el punto de vista de la física no existe diferencia entre un sonido y un ruido. Para el oído humano, como órgano receptor, los dos son vibraciones que se pueden percibir, pero, desde el punto de vista de la persona que oye sí existe una diferencia importante. El sonido es una percepción sensorial de distintos patrones de ondas sonoras que pueden ser producidos, por ejemplo, por una melodía musical, una voz, el sonido del viento, una explosión, un motor, etc. El ruido también es un sonido, pero se define como un sonido molesto y no deseado[3], lo que contiene un matiz de subjetividad por parte del que oye respecto al fenómeno físico. Además, un sonido concreto puede ser molesto, o sea, que es un ruido para algunas personas, pero para otras no lo es. Pero, ¿cómo es esto posible si el órgano auditivo tiene las mismas características generales en todas las personas? Parece que hay algo más que física y neurología en la percepción del ruido, y que las características psicológicas de cada individuo tienen una gran influencia.

Pero primero vamos a revisar algunos conceptos de la física de los sonidos que irán apareciendo a lo largo del libro. Los parámetros que definen un sonido son: 1) la intensidad: cómo de fuerte es el sonido, 2) la frecuencia: cuál es la tonalidad del sonido y 3) el tiempo: cómo varía un sonido con el tiempo.

La intensidad o cómo de fuerte es el sonido se expresa en decibelios (dB), se describe como el nivel de presión sonora, es decir, sería la fuerza del sonido cuando llega al oído: un sonido de -3 dB sería un sonido de intensidad baja y un sonido de +3 dB sería de intensidad alta.

La frecuencia o tonalidad del sonido se expresa en hercios (Hz) y describe si el sonido es más agudo o más grave: las frecuencias bajas, por ejemplo, 250 Hz, corresponden a tonos graves, las frecuencias altas, p. ej., 3 500 Hz, a tonos agudos; y una frecuencia de 1 000 Hz correspondería a un tono medio.

Por otra parte, ¿qué es lo que el oído humano puede oír? Se considera que una persona joven y con oídos sanos puede oír sonidos con frecuencias entre 20 Hz y 20 000 Hz. Los sonidos con frecuencias por debajo de 20 Hz son los infrasonidos (entre 0,02 Hz y 20 Hz), que algunos animales como los elefantes pueden oír; y los sonidos con frecuencias por encima de 20 000 Hz son los ultrasonidos (hasta 20 000 kHz), que son detectados por los delfines y los murciélagos y sirven a estos animales para la ecolocalización (emiten ultrasonidos y el rebote de las ondas en los objetos que les rodean les permite formar una imagen de estos).

Otro concepto importante para el análisis del ruido en lugares cerrados es la reverberación, ya que la percepción del sonido y de los ruidos en sitios cerrados está condicionada por ella. Las ondas sonoras, al chocar con obstáculos como las paredes, el techo, los objetos y las personas que hay en un espacio cerrado, son en parte absorbidas y en parte reflejadas por estos elementos. Después de la absorción parcial, la onda sonora se refleja con menor energía que al principio, pero, además, esta onda reflejada puede chocar de nuevo y continuar transmitiéndose con menor energía, etc. Esto es muy importante para la audición en el interior de los edificios, y tiene especial interés para la construcción de salas de reuniones, aulas, auditorios, bibliotecas, etc. El tiempo de reverberación (TR) de una sala, para una frecuencia determinada, es el tiempo necesario en segundos para que el nivel de la presión acústica disminuya 60 dB una vez suprimido el foco emisor del sonido. Este tiempo depende de la geometría del local y de los objetos existentes. Si el TR es corto los sonidos son débiles, sobre todo si el receptor está lejos de la fuente de sonido. Si el TR es prolongado se oyen los nuevos sonidos al mismo tiempo que los emitidos con anterioridad, que todavía no han desaparecido, lo que provoca distorsiones, falta de inteligibilidad y una tendencia a un aumento del ruido ambiental; esto es lo que sucede en algunos sitios de reunión, y por ello el ruido de las voces puede llegar a ser extremadamente alto[12].

En la otra parte de la transmisión sonora está el receptor, nuestro oído. La percepción de un sonido se produce gracias a la transformación de una onda sonora, que es una señal mecánica, en un estímulo nervioso. En el oído interno existen conexiones con el nervio auditivo, el cual transmite la señal al área auditiva del cerebro, que es donde se interpreta dicha señal. Pero también hay conexiones indirectas a otras partes del cerebro, que van a los sistemas límbico, neuroendocrino y nervioso autónomo. Y es precisamente a través de estas conexiones por las que el ruido produce efectos extraauditivos[12] y sensaciones distintas en cada persona.

Al igual que, de manera natural, ocurre una pérdida de la agudeza visual para los objetos cercanos a partir de los 40 años aproximadamente (lo que se conoce como presbicia o vista cansada), también existe una pérdida auditiva natural con la edad, denominada presbiacusia, que ocurre de forma progresiva e irreversible a partir de los 30 años. No se trata de una patología, como sí lo es la sordera, sino de un fenómeno fisiológico, como el envejecimiento de los huesos o de la piel. En general, la presbiacusia es mayor para las frecuencias más altas y es más acentuada en los hombres que en las mujeres. La pérdida auditiva es más rápida, aproximadamente el doble, en los hombres que en las mujeres, y esto sucede para la mayoría de las edades y las frecuencias[13].

El oído humano se comporta de manera diferente frente al aumento de la presión sonora en diferentes frecuencias, atenuando o amplificando la sensación que se percibe: atenúa las frecuencias graves (de 20 a 1 000 Hz), amplifica las frecuencias agudas (de 1 000 a 5 000 Hz) y atenúa las frecuencias muy agudas (más de 5 000 Hz). Debido a esta forma de procesar el sonido, para la medición del ruido se tienen en cuenta estas características de la audición humana, aplicando ciertos filtros o escalas de ponderación: la escala A es la que más se emplea para evaluar el ruido, porque es la que más se aproxima al comportamiento del oído humano. Así, cuando veamos información sobre ruido, podremos encontrar mediciones en dB(A), es decir, decibelios en la escala ponderada A, que es la más ajustada al oído humano[12].

El ruido se mide con dos tipos de aparatos[12]: 1) el sonómetro, que mide directamente la presión sonora y muestra la lectura en decibelios (dB) y 2) el dosímetro, que es un monitor de exposición que utiliza un micrófono y unos circuitos medidores de la presión sonora; la dosis acumulada en el tiempo se representa en un monitor, y sirve para medir ruidos en puestos fijos y móviles. Estos aparatos de medición del ruido se emplean sobre todo para evaluaciones de la presión sonora en puestos de trabajo y del ruido en diferentes ambientes.

A partir de las mediciones obtenidas con los sonómetros y los dosímetros, el ruido se puede descomponer en frecuencias, lo cual es importante, ya que los efectos del ruido, tanto auditivos como extraauditivos, sobre el ser humano, no solo dependen de la presión sino también de la frecuencia[12].

Sensibilidad al ruido

Llama la atención el gran número de personas que viajan en metro, autobús, tren, etc. con auriculares. La persona que escucha algo a través de auriculares está separada del mundo exterior en su percepción auditiva. Algunas personas salen a la calle con los auriculares puestos y no se los quitan hasta llegar a sus lugares de trabajo (algunos ni eso, continúan con ellos), y después de trabajar se los vuelven a poner. Ignoro por qué hay tantas personas que han adquirido esta costumbre, pero es algo que hacen voluntariamente y que implica una desconexión del medio que les rodea. ¿Será porque quieren escuchar su música o programa favorito o porque no quieren oír el ruido y las voces? Quizá la razón sea un poco de todo, porque cada individuo puede tener una sensibilidad diferente al ruido y se acomoda como puede a las condiciones del medio en el que vive.

Cada persona tiene una sensibilidad al ruido y ésta se puede expresar, por una parte, como una sensación de molestia y, por otra, por los efectos del ruido sobre la salud, como las alteraciones del sueño y la disminución del rendimiento intelectual.

La sensibilidad al ruido tiene un componente genético[14] —es mucho más parecida en gemelos genéticamente idénticos (univitelinos) que en gemelos no idénticos (bivitelinos)—, pero también puede estar aumentada en ciertas situaciones como en las personas con migraña u otras enfermedades que afecten a la cabeza, o en algunos trastornos mentales, en las infecciones u operaciones de oídos, y también ciertos medicamentos pueden aumentar esta sensibilidad[15].

Algunos estudiosos del tema consideran que la sensibilidad al ruido es un rasgo, una actitud, un estado interno de cada persona que, independientemente del grado de exposición al ruido, implica una mayor o menor susceptibilidad al mismo y da lugar a diferentes reacciones[16].

Parece que la sensibilidad al ruido está asociada con la sensibilidad a otras influencias ambientales como, por ejemplo, los olores, por lo que se considera que podría existir una «sensibilidad ambiental general». Así, la sensibilidad al ruido estaría relacionada con la fisiología y la psicología de la persona y con una mayor susceptibilidad a factores estresantes y a una afectividad negativa[17,18]. Pero ¿qué es una afectividad negativa? Es la sensación de malestar, enfado, insatisfacción, etc., que pueden tener algunas personas. Las investigaciones sobre la relación entre la sensibilidad al ruido y el neuroticismo (rasgo de la personalidad que se caracteriza por la vulnerabilidad a la neurosis y una baja tolerancia al estrés físico o psicológico) son heterogéneas, algunos investigadores encuentran relación y otros no[16]. En definitiva, las investigaciones no resuelven si las personas a las que les molesta el ruido son más «neuróticas» que a las que no les importa tanto.

También en lo concerniente a la relación entre la sensibilidad al ruido y las funciones fisiológicas hay resultados heterogéneos: algunos estudios encuentran diferencias en ciertos signos vitales, como el pulso y la presión arterial, entre personas con diferentes sensibilidades al ruido, pero en otros estudios no se encuentran diferencias[16].

Lo que sí está aceptado es que la sensibilidad al ruido está unida directamente con la calidad de vida relacionada con la salud[19]. Se ha sugerido que el malestar causado por el ruido podría ser un factor que actúa sobre el sistema cardiovascular. Sin embargo, no se sabe la relación entre la causa y el efecto, ya que el grado de malestar causado por el ruido no es el único factor estresante, habiendo más factores que podrían actuar simultáneamente[20].

El malestar causado por el ruido se relaciona especialmente con enfermedades psiquiátricas. Por otra parte, también se ha sugerido que el estar enfermo puede aumentar el grado de malestar causado por el ruido, lo que explica que las personas que no se sienten bien o están enfermas sean menos tolerantes al ruido y a otras molestias ambientales[20].

También se ha propuesto que la sensibilidad al ruido podría ser un indicador de la vulnerabilidad de las personas a los factores estresantes ambientales, es decir, que las personas muy sensibles al ruido podrían ser más propensas a enfermar cuando se exponen al ruido ambiental[18].

Volviendo al tema de la costumbre de usar auriculares de manera continuada, ésta podría estar relacionada con la sensibilidad al ruido, es decir, que algunos de estos individuos intentan paliar el malestar que les produce el ruido ambiental, enmascarándolo con los sonidos —elegidos por ellos mismos— de sus dispositivos de audio. En ese caso, el aislamiento sonoro del exterior les permite rechazar activamente el ruido ambiental, al tiempo que el usuario disfruta de una música u otro sonido elegido por él.

Pero esto último conlleva riesgos en muchas circunstancias, porque la persona no se entera de lo que pasa a su alrededor. Por ejemplo, un ciclista con auriculares no advierte, porque no lo oye, que un automóvil le va a adelantar; la bicicleta se desplaza hacia el espacio que empieza a ocupar el vehículo que está adelantando y se produce un atropello. Nadie que conduzca una bicicleta u otro vehículo debería ir con auriculares, pero hay personas que lo hacen. Hay muchos otros momentos de nuestra actividad diaria en sociedad en los que no es bueno estar «desconectado» de los sonidos que nos rodean. Y si el motivo de la desconexión sonora exterior es el ruido, habría que solucionar este problema.

El individuo que deambula por cualquier parte con auriculares sin oír lo que le rodea es un objeto que se desplaza de manera imprevisible, y obliga a las demás personas a reaccionar a sus caprichosos movimientos para evitar chocar con él; además, este tipo de individuo, a veces, ni se disculpa cuando molesta a los demás, ya que, al no percibirles, no existen. Este es un comportamiento egoísta y poco social muy extendido. También está el que anda por la calle hablando por el móvil o con la mirada fija en su *smartphone*, personas que no ven a nadie —y que van molestando al resto— y que cruzan la calle sin mirar antes, concentrados sus sentidos auditivo o visual en una máquina y no en lo que está a su alrededor. Esto es parecido a lo que haría un robot. Pero los sentidos del cuerpo humano son órganos muy valiosos, algo de lo que no dispone un robot de una manera tan compleja y casi perfecta; son los que han permitido a la especie humana estar alerta y así sobrevivir. Y, ahora, en muchas personas, sus sentidos son esclavos de los aparatos, al usarlos de manera casi constante y obsesiva. ¿Por qué no pararse en un sitio fijo, donde no se moleste a nadie, para hablar o consultar el móvil? ¿Todo debe ser sabido y contestado en el acto? ¿No da lo mismo, en muchas ocasiones, saber y contestar unos minutos, unas horas o unos días después? ¿Cuántas veces no es necesario ni saber ni contestar algunos mensajes?

Pero dejando el asunto de la enajenación auditiva y visual relacionada con los dispositivos personales y volviendo al ruido, éste es admitido, tolerado y hasta deseado por algunas personas, al menos en ciertos momentos. Por ejemplo, los jóvenes que se exponen voluntariamente a ruidos intensos dentro del ámbito del ocio, durante periodos más o menos prolongados; lo que se denomina «ruido de ocio», y que ocasiona en los jóvenes los efectos adversos del ruido, lógicamente, como en el resto de los humanos; pero esta exposición les reporta beneficios personales al ser una diversión de carácter socializador[21].

El ruido de ocio solo es admisible en lugares y momentos determinados, para que los que deseen sumergirse en el ruido lo hagan libremente, lejos de las personas que no lo desean. Esto es algo que las administraciones de diferentes pueblos y ciudades deben manejar muy bien, para que la diversión de unos no sea el calvario de otros.

Algunas personas son más vulnerables a los efectos negativos del ruido sobre la salud, como los ancianos, los niños y las personas con nivel socioeconómico bajo[22]. Los niños son más vulnerables a los efectos negativos sobre las funciones cognitivas, debido a que están en una etapa de la vida en la que el aprendizaje es esencial. Los ancianos son más susceptibles a los efectos negativos sobre el sistema cardiovascular, y estos pueden ser el resultado de una combinación de la contaminación acústica y del aire. También en los grupos sociales más pobres puede haber una combinación de factores de riesgo sumados a la contaminación acústica, que favorezcan las enfermedades, como algunas actividades laborales, la contaminación del aire, el lugar de residencia, etc.[15].

EL RUIDO Y LA SALUD

El ruido puede causar muchos efectos negativos, desde la interferencia en los procesos cognitivos (los relacionados con el conocimiento. Más adelante se explica en detalle lo que son) hasta el detrimento de la salud mental y física[23,24].

La OMS ha señalado que el ruido puede ser un factor de riesgo para la salud en distintas maneras, desde alteraciones auditivas, incluyendo el dolor de oídos, hasta malestar, alteraciones del comportamiento social (por ejemplo, agresividad), interferencias en la comunicación, alteraciones del sueño y sus consecuencias a corto y largo plazo —como algunos efectos cardiovasculares—, cambios en las hormonas de estrés con los subsecuentes efectos sobre el metabolismo y el sistema inmunitario, o deterioro del rendimiento laboral y escolar[25].

Pero, además, el ruido por debajo de los límites que pueden causar trastornos auditivos —lo que se considera nivel seguro de ruido para el oído—, también puede producir cambios en el cuerpo, sobre todo cuando hay una exposición repetida. Por ejemplo, el ruido recreativo afecta a la comunicación y a la inteligibilidad de lo que se habla, interfiere en las tareas que requieren concentración y puede producir alteraciones del sueño y de la relajación[26].

Los ruidos pueden percibirse de forma diferente por distintas personas. Como ya se ha indicado, un ambiente ruidoso puede irritar a unos y no molestar e incluso gustar a otros. La música *heavy metal* a todo volumen le sigue encantando a mi amigo Eric, que dejó de ser adolescente hace bastantes años, pero su hermana Camila aborrece esta música, dice que para ella es solo ruido y que quizá sienta esto porque la empezó a escuchar a un volumen muy alto y de una manera impuesta (se refiere a la música de su hermano cuando los dos eran adolescentes).

O sea, que el concepto de «ruido molesto» tiene un componente subjetivo evidente. Y, como señalaron dos estudiosos del efecto psicológico del ruido, Zwicker y Fastl: «el ruido no es solo algo que se pueda medir con un aparato que nos informa de los decibelios, también hay que tener en cuenta a las personas y a sus oídos, que son quienes aguantan el ruido tanto si les gusta como si no»[27].

Está demostrado que el ruido tiene efectos negativos sobre la salud y que estos son diferentes según la edad. El ruido intenso y también las alteraciones del sueño causadas por ruidos molestos aumentan el riesgo de enfermedades cardiovasculares y respiratorias, del sistema musculoesquelético y de depresión nerviosa en las personas adultas. En los ancianos hay mayor riesgo de accidentes cerebrovasculares y en los niños de enfermedades respiratorias[3].

El ruido produce molestias y alteraciones del sueño, y cuando éstas son crónicas afectan al bienestar y a la calidad de vida de las personas[3,22,28]. Se ha demostrado, a través de encuestas sobre la calidad de vida en personas que viven en áreas más o menos ruidosas, que las personas que viven en zonas tranquilas tienen una mayor calidad de vida (estadísticamente significativa)[29]. Vivir en una zona no ruidosa es saludable y, además, si está en un entorno natural la restauración de los procesos fisiológicos es mayor, quizá promovida por las emociones positivas[30].

Hay muchos estudios que demuestran el efecto negativo del ruido sobre la salud. Por ejemplo, se ha encontrado un mayor riesgo de infarto de miocardio en las personas que viven sometidas a un mayor ruido de tráfico rodado o aéreo[31]. En un estudio realizado en la ciudad de Barcelona, entre los años 2004 y 2007, se encontró una relación entre los efectos a largo plazo del ruido del tráfico rodado y la mortalidad. Concretamente se observó una asociación entre el ruido del tráfico y la mortalidad por infarto agudo de miocardio y por diabetes mellitus de tipo 2, en hombres; y también entre el ruido del tráfico y la mortalidad relacionada con la hipertensión en mujeres[32].

En estudios realizados en Madrid, también se encontró relación entre la exposición al ruido y la muerte por enfermedad cardiovascular, por diabetes mellitus y por enfermedades respiratorias. Esta relación, además, tiene un mayor impacto sobre las personas mayores[33-36]. Y esto es sumamente importante, teniendo en cuenta que el envejecimiento de la población en las ciudades es progresivo.

Un análisis de seis países europeos —Bélgica, Finlandia, Francia, Alemania, Italia y Holanda— señala que el ruido del tráfico (rodado, ferroviario y aéreo) es uno de los factores ambientales que causa mayor impacto en la salud, detrás de las partículas finas y de la inhalación pasiva de humo de tabaco, en primer y segundo lugar, respectivamente[37].

Los efectos que el ruido produce en los humanos son auditivos y extraauditivos. El ruido produce dolor de oídos aproximadamente a partir de 140 decibelios. El efecto auditivo más grave que puede causar el ruido es la pérdida de la capacidad auditiva, es decir, la sordera (hipoacusia), que depende del tiempo de exposición y de la presión acústica recibida. La sordera se puede acompañar de acúfenos, que son zumbidos o pitidos que la persona siente en sus oídos pero que no proceden de una fuente de sonido externa.

Existe una sordera ocupacional, causada por el ruido en el trabajo, que suele producirse por una exposición continuada a más de 85 dB[38]. Pero también puede haber niveles altos de ruido y por ello causar sordera, en el ámbito del ocio, como en las discotecas, los conciertos y las fiestas, los campos de tiro, los deportes de motor, los fuegos artificiales y los dispositivos con auriculares, entre otros.

Algunas actividades deportivas que se practican con música alta como el aerobic y el uso generalizado de auriculares para escuchar música pueden dañar de forma permanente los oídos, produciendo sordera[39,40]. Además, la sordera puede ser causada por una única exposición a un ruido muy alto o por exposiciones repetidas a distintos grados de ruido alto durante un periodo de tiempo[26].

La sordera que ha sido causada por el ruido es debida, sobre todo, a la exposición a frecuencias altas (3.000-6.000 Hz). Pero también se puede producir sordera con un tiempo de exposición prolongado a frecuencias más bajas[3].

Los efectos adversos extraauditivos del ruido, que se irán desglosando a continuación, son: 1) las interferencias en la comunicación, 2) los problemas para descansar y dormir, 3) los efectos psicofisiológicos y sobre la salud mental y el rendimiento, 4) las molestias en el hogar y 5) las interferencias sobre actividades planeadas[3].

El ruido actúa de forma negativa en la inteligibilidad del lenguaje hablado, ya que interfiere en la comprensión del mensaje al enmascararlo. En la vida diaria, la inteligibilidad del lenguaje hablado está influida por el volumen de la voz, la pronunciación, la distancia entre el que habla y el que escucha, el ruido ambiental y la agudeza auditiva y el grado de atención del que escucha. Además, en lugares cerrados también influye la reverberación (como se ha comentado en "Sonido, ruido y audición"). Si la reverberación es mayor de un segundo no se pueden distinguir claramente las palabras y es necesario un esfuerzo extra por parte del que escucha para poder entender[3]. Y esto, la falta de entendimiento de lo que se habla, ocasiona malentendidos y comportamientos extraños.

Entre los efectos extraauditivos del ruido ambiental, el más destacado es el trastorno del sueño. Dormir sin interrupciones es necesario para un buen funcionamiento fisiológico y mental. El ruido, en un primer momento, afecta al sueño, pero, después, el dormir mal puede derivar en cansancio, estado de ánimo deprimido y reducción del rendimiento de las actividades al día siguiente[3].

La exposición prolongada a ruidos altera el funcionamiento fisiológico del cuerpo y cuando es habitual se producen: 1) efectos cardiovasculares, sobre todo hipertensión arterial; 2) efectos hormonales: alteración de las catecolaminas (noradrenalina y adrenalina) y de la hormona de crecimiento; 3) alteraciones del sueño; 4) sensación de desagrado y molestia; 5) efectos sobre el comportamiento: las personas pueden volverse irritables, manifestar tendencias agresivas y derivar en relaciones personales más difíciles, y se produce una disminución de la capacidad de concentración y una sensación de malestar; 6) efectos sobre la comunicación: en ambientes ruidosos aumentan los esfuerzos del que habla, alzando la voz, y del que escucha, aumentando la atención, para entender el mensaje[12].

En cuanto a la repercusión psicológica, parece que el ruido ambiental por sí solo no causa directamente enfermedad mental, pero sí acelera e intensifica el desarrollo de enfermedades mentales latentes[3].

Más adelante iremos viendo cómo es la realidad del ruido en algunos de los sitios que se mencionan a continuación, pero ya anticipamos que los límites de ruido recomendados por las autoridades europeas son[26]:

- Aulas de enseñanza: 30-40 dB(A).

- Oficinas: 30-40 dB(A).

- Oficinas abiertas: 35-45 dB(A).

- Laboratorios de pruebas: 35-50 dB(A).

- Fábricas y tiendas: 65-70 dB(A).

- Sector sanitario: 30-45 dB(A).

Alteraciones auditivas y del sueño

La consecuencia más conocida de la exposición al ruido alto es la sordera, que puede deberse a la destrucción irreversible de ciertas estructuras del oído (tanto las células de la cóclea como las del nervio auditivo)[41–43].

El ruido fuerte puede ocasionar acúfenos[44] y una reducción de la inteligibilidad del lenguaje hablado[45,46]; además, también puede producir alteraciones en la corteza cerebral que recibe las señales del oído, y estas alteraciones no pueden ser detectadas con la prueba para la detección de los trastornos de la audición (audiograma)[47]. Esto es importante, porque una persona con alteraciones en la corteza cerebral auditiva no capta los mensajes sonoros a pesar de que su oído sigue funcionando.

El ruido puede dificultar que una persona se duerma, puede despertarla y también puede alterar la profundidad del sueño, con una reducción de la fase REM (*rapid eye movement*; movimiento rápido de los ojos) del sueño, que es fundamental para que éste sea saludable. Otros efectos que produce el ruido durante el sueño son el aumento de la presión arterial y de las pulsaciones, además de vasoconstricción y cambios en la respiración[3].

Dormir sin interrupciones es fundamental para la salud mental y física. Las consecuencias al día siguiente de no haber dormido por el ruido son el cansancio, el decaimiento y un bajo rendimiento en las actividades que se realizan[3]. El ruido afecta negativamente a la atención, la lectura, la resolución de problemas y la memorización (conocidas como funciones cognitivas). Los niños que viven en zonas ruidosas tienen aumentadas las hormonas de estrés y su presión arterial de reposo es más alta, debido a una mayor activación del sistema nervioso simpático. Además, el ruido puede producir deficiencias y errores en el trabajo, y algunos accidentes laborales pueden ser debidos a déficits de rendimiento causados por el ruido[3].

Salud mental

El ruido puede producir una sensación desagradable, de enfado, enojo, se percibe como algo molesto, un incordio, un fastidio. Después de estar sometida a niveles de ruido altos durante un tiempo prolongado, una persona puede sentir emociones negativas como enfado, depresión, impotencia, agotamiento y ansiedad[2].

La OMS ha indicado que el ruido favorece el desarrollo de alteraciones mentales latentes. Los síntomas relacionados con el ruido son: ansiedad, nerviosismo, náuseas, dolor de cabeza, inestabilidad mental, propensión a discutir, impotencia sexual y cambios de humor[3].

Los ruidos con frecuencias mayores de 80 dB(A) pueden aumentar los comportamientos agresivos. Además, se han observado reacciones más fuertes cuando el ruido se acompaña de vibraciones y contienen ondas de baja frecuencia, o cuando tiene impulsos (como los disparos de armas de fuego)[3].

A veces, sobre todo las personas más jóvenes, aunque no solo ellas, ponen la música de sus dispositivos electrónicos en abierto en lugares públicos, de modo que todas las personas que están en el mismo espacio se ven obligadas a oír su música, grabaciones o programas de radio. En algunas ocasiones, alguno de los oyentes obligados muestra cara de enojo o puede protestar y pedir al responsable del aparato que lo apague o utilice auriculares. Al oyente obligado no le gusta o no le apetece oír lo que le impone otra persona; y esto no tiene que ver con los gustos musicales, sino con el justo lema de «la libertad de un individuo acaba donde empieza la libertad de los demás». Hay muchas situaciones parecidas, como la del vecino que pone la música, el televisor o la radio a todo volumen, molestando a otros vecinos, o quien hace esto mismo en la habitación de un hotel, etc.

Y recordando estos lugares cerrados compartidos por muchas personas, hay que referirse a los que hablan por el teléfono móvil. Concretamente, a esas personas que hablan sin parar, muchas veces con un volumen alto o muy alto. Algunos de estos sujetos parece que nos quieren transmitir a los demás que ellos están trabajando y, sí, ya nos damos cuenta, porque lo estamos escuchando todo, pero preferiríamos no oírlo. Algunos testimonios, además, son más tristes e indignantes, por ejemplo, cuando el individuo gritón se encara de mala manera contra un sufridor que le pida que pare de martirizarle. Pero, algunas veces, no es un solo individuo el que vocea a través del teléfono móvil, sino varios. Parece como si el exhibicionismo y la mala educación fueran contagiosos.

Es curioso que muchas personas piensan que los otros hablan muy alto por teléfono, mucho más alto que cuando son ellas las que hablan por teléfono y, por otra parte, lo cierto es que a muchas personas les molestan las voces del resto hablando por teléfono[48]. Así pues, la conclusión es clara: la costumbre de hablar por teléfono en lugares cerrados y compartidos con otras personas debería eliminarse. Salir al pasillo, a la calle, buscar un sitio donde no haya personas a las que se pueda molestar.

La OMS señala que los grupos más vulnerables al ruido y a quienes las normativas de regulación del ruido deberían proteger más especialmente son: las personas enfermas o con alteraciones de la salud (como, por ejemplo, con hipertensión arterial); las personas que están en hospitales o en centros de rehabilitación; los fetos, los bebés, los niños y los ancianos[3].

Como ya se ha mencionado, se ha demostrado un detrimento del aprendizaje y de la salud en los niños que estudian en ambientes ruidosos, concretamente con los ruidos de los aeropuertos y del tráfico rodado[49,50]. Pero en algunas escuelas hay otro tipo de ruido que consiste en poner música muy muy alta en el recreo de la escuela, generalmente rock, que se oye en varios cientos de metros a la redonda. Habría que medir los decibelios de la música en estos patios de recreo, porque incluso podrían estar por encima del umbral que puede actuar de manera adversa sobre los oídos. Pero, además, ¿cuál es el motivo de poner música alta? ¿los niños necesitan música para jugar en el recreo o en cualquier otro momento de su vida diaria? La música ambiental constituye un ruido de fondo que lleva a los niños a gritar más de lo que en muchos casos ya gritan sin música.

El hablar a gritos, como se expondrá más adelante, da lugar a alteraciones de la voz y a enfermedades laríngeas. Además, la música alta podría actuar como un ruido inductor de estrés, totalmente evitable. La exposición a un sonido continuo alto puede aumentar el sentimiento de indefensión en los niños[3]. Y, por otra parte, el ruido de fondo hace más difícil la emisión y la recepción de mensajes hablados. Así pues, poner música en los recreos escolares no sirve para nada bueno y, por otra parte, puede estar induciendo estrés y problemas de comunicación y aprendizaje en los niños, y, además, favorecerá el hábito de hablar alto y a gritos. Por otra parte, la música alta en el patio del colegio es impuesta a cientos de vecinos de los alrededores. Este ruido es evitable y su eliminación necesaria.

Ruidos por todas partes

La *Federal Aviation Administration*, organización responsable de la aviación civil en los Estados Unidos, considera que son áreas sensibles al ruido aquellas en las que éste interfiere con las actividades propias del lugar, e incluye las zonas residenciales donde viven las personas, los lugares con actividades sanitarias o religiosas, los parques naturales, los refugios de vida silvestre y los lugares históricos o culturales, porque todos ellos, según esta organización, son sitios donde la tranquilidad misma forma parte del entorno[51]. Resulta curioso y es loable que una organización responsable de la aviación civil tenga una visión tan considerada en el mantenimiento de la tranquilidad acústica en estos lugares y que, sin embargo, haya tantas personas invadiendo con su vocerío los hospitales y las clínicas, los museos, las bibliotecas y los lugares de estudio, las catedrales y las iglesias de atractivo turístico, los bosques, las montañas y otros sitios donde viven animales silvestres.

Esta falta de respeto de algunas personas, demasiadas, por los lugares donde debería mantenerse la tranquilidad o el silencio, viene siendo más evidente desde hace unos años, tal vez unos diez, quince, veinte años… Depende de los países y de las sociedades, pero es algo que se va extendiendo más y más, como una plaga, a medida que la mayoría de los seres humanos van siendo más «tecnológicos». El uso de los dispositivos móviles ha hecho que muchos de sus usuarios utilicen estos aparatos en cualquier lugar, produciendo ruidos artificiales y una verborrea acompañante, originando, en definitiva, una contaminación acústica que molesta a las personas y a otros seres vivos en sitios donde debería reinar la tranquilidad.

Hay evidencias de que el ruido antropogénico, en sus diferentes modalidades, interfiere en la vida silvestre de los animales terrestres y marinos. Muchas especies utilizan formas de comunicación acústica para aspectos importantes de la vida animal como la búsqueda de alimento o de compañeros de especie. La contaminación acústica tiene efectos sobre el comportamiento de los animales. Además, los ruidos pueden interferir en la reproducción, la distribución y el número de individuos de diferentes especies[52].

Algunas personas no son respetuosas con la naturaleza en muchos sentidos. Unos van dejando por donde pasan desperdicios no orgánicos, que la propia naturaleza no puede descomponer (cristal, plástico, metal, etc.), y otros individuos, o los mismos, inundan los lugares naturales con sonidos innecesarios, ya sea con sus voces y gritos o con cualquier dispositivo que haga ruido. ¿Por qué algunas personas hacen ruido en un bosque, una montaña u otro sitio natural? ¿no saben que están en el espacio de los animales y las plantas y que los ruidos humanos alteran su vida y su ecosistema? ¿cuesta tanto estar en la naturaleza sin aparatos artificiales que perturben el ambiente? A veces, esos mismos dispositivos u otros son el centro de atención del individuo infiltrado en la naturaleza, que solo tiene ojos para la máquina y ve a través de ella.

En fin, que cuando estamos en espacios naturales habría que tener mucho cuidado con lo que hacemos, para no perjudicarlos, e intentar estar discretamente, ya que solo somos unos extraños. En definitiva, dejarnos atrapar por la naturaleza durante el tiempo que estemos en ella y no trastornarla.

La mayoría de los ciudadanos europeos que viven en zonas urbanas están sometidos a un nivel de ruido alto. La Agencia Europea de Medio Ambiente señala que la contaminación acústica es un problema grave en Europa, destacando que el tráfico es la fuente más importante de ruido, la contaminación acústica causa más de 10 000 muertes prematuras por año en Europa, casi 20 millones de adultos sienten la molestia del ruido y más de ocho millones tienen trastornos del sueño causados por éste; cada año más de 900 000 personas sufren hipertensión arterial causada por el ruido y la contaminación acústica genera 43 000 ingresos hospitalarios por año en Europa[2].

El Programa de Acción del Medio Ambiente de la Unión Europea contiene los objetivos sobre la contaminación acústica en Europa para los próximos años: los límites generales de ruido son de 55 dB para el día, la tarde y la noche, con un límite específico para la noche de 50 dB. Se considera que, por encima de estos niveles, el ruido produce efectos adversos sobre la salud[2], pero más de 125 millones de personas en Europa viven en ambientes con más de 55 dB.

Las personas que utilizan habitualmente reproductores de audio con auriculares o los que asisten a centros recreativos, sobre todo nocturnos, tienen una alta probabilidad de tener sordera. La mayoría son personas jóvenes que, en muchos casos no notan nada hasta que su audición empeora y se dan cuenta de que no oyen bien. Un síntoma temprano de la pérdida de audición producida por la música alta son los acúfenos (zumbidos o pitidos en los oídos). En este momento, cuando aparecen los acúfenos, si se evita el ruido alto, aún se puede prevenir que la sordera avance[53].

Otros ruidos frecuentes son los de vecindad, aquellos que proceden de las otras viviendas, los jardines, los ascensores, los patios, los accesos y las áreas comunes, en definitiva, las zonas contiguas a la vivienda. Cuando se trata el tema del ruido, no se les presta mucha atención, sin embargo, causan los mismos efectos negativos sobre la salud que los ruidos del tráfico. En relación con las molestias para dormir, algunas personas consideran que el ruido procedente de los vecinos es tan molesto como el que procede del tráfico. Y lo que más molesta es la radio, el televisor, el aparato de música, las voces audibles —a veces inteligibles—, los portazos y el ruido de pasos[28].

Y, lo cierto es que, como sucede con los ruidos procedentes del exterior de la vivienda, para aliviar los ruidos de vecindad hay que hacer un desembolso de dinero, no siempre posible, como obras para el aislamiento del ruido o cambiar de vivienda[54].

Quizá las recomendaciones sobre las buenas prácticas acústicas de vecindad puedan parecer obviedades, pero hay que recordarlas y difundirlas[55].

Para mantener el silencio y la tranquilidad en su vida y en la de los demás, adopte y propague las siguientes conductas en su hogar:

- *No molestar con ruidos a mis vecinos ni de día, ni de noche.*
- *Mantener bajo el volumen de mi televisor, radio y aparato de música.*
- *Andar en zapatillas y nunca con zapatos que hagan ruido.*

- *No mover muebles, arrastrándolos por el suelo, sobre todo a horas intempestivas.*
- *No poner en marcha aparatos electrodomésticos por la noche, si son ruidosos o pueden transmitir vibraciones. Tampoco poner en marcha juguetes ruidosos.*
- *No realizar obras o bricolaje durante las horas de descanso.*
- *No cerrar las puertas produciendo golpes inútiles.*
- *Bajar y subir las escaleras sin estrépito.*
- *En casa, no gritar en mis conversaciones.*
- *Avisar y acordar con mis vecinos la realización de una fiesta.*

Además, algo que engloba todo esto: «Debo recordar que cuando hago ruido en casa, a cualquier hora del día, puedo estar molestando a mis vecinos, y, por ello, solo lo haré si no hay más remedio. Y si sé que el ruido va a ser prolongado debo avisar a los vecinos e informarles del tiempo que va a durar», sería lo ideal para la vida en comunidad.

Sin embargo, parece que muchas personas ignoran las formas de convivencia relacionadas con los ruidos de vecindad, y que tampoco se las enseñan a los niños como parte de su aprendizaje. A éstos hay que enseñarles que viven en sociedad e indicarles que no hagan ruido dentro de la vivienda con juguetes ruidosos, corriendo, saltando, gritando, jugando a la pelota, etc., en definitiva, tienen que aprender que los ruidos molestan a los vecinos y evitar producirlos.

LA VOZ Y LA FORMA DE HABLAR

Las personas pueden producir voces de intensidades distintas, es decir, hablar más alto o más bajo; es lo que se llama presión sonora o intensidad de la voz, que, como hemos visto, se mide en decibelios. Otro parámetro de la voz es la frecuencia, que se refiere al tono de la voz y que puede ser muy variada.

El tamaño y la forma del aparato vocal pueden afectar a la intensidad de la voz. Los mecanismos que intervienen en la intensidad y el tono son una combinación de la acción de varios músculos, el flujo y la presión del aire. Cuando la presión subglótica del aire (que se proyecta de los pulmones hasta la boca) aumenta, la intensidad (el volumen) de la voz aumenta[56].

Las características de la voz de una persona se relacionan con la edad, el sexo, la profesión y la sociedad y la cultura a las que pertenece. Y se considera que hay un trastorno de la voz cuando la calidad, la sonoridad o la flexibilidad de la voz difieren del grupo de personas del mismo sexo, edad y cultura[57]. Esta definición, como todas las definiciones de normalidad, implica de una forma simplificada que, si la voz de una persona es como la de la mayoría de las personas de su mismo sexo, edad y cultura, es normal.

La voz de dos personas del mismo sexo y de la misma edad de dos lugares diferentes del mundo podrían, en principio, estar dentro de una curva de normalidad universal. Pero esto no es así, porque la frecuencia y la intensidad de la voz de una persona dependen no solo del tamaño de su laringe, sino también de la cultura a la que pertenece[56]. Por lo tanto, el tercer elemento de la definición de voz normal implica que la voz de una persona puede ser considerada normal en su cultura y anormal fuera de ella. Esto es lo que ocurre en las culturas de vocerío, donde hablar a voces puede ser admitido y considerado como algo normal, pero, en las culturas donde no es costumbre hablar a voces, el vocerío es considerado anormal y rechazado.

La voz y las culturas

La comunicación verbal puede ser muy distinta entre diferentes grupos humanos. Hay diferencias en la manera de hablar, que puede ser más o menos directa o indirecta, en la expresión de emociones, en mirar a los ojos del otro mientras se habla, en los gestos, los turnos de palabra y las pausas entre dos hablantes, en la distancia física entre ellos, la velocidad a la que se habla, el contacto físico —tocar al otro mientras se habla— y los patrones de voz. El patrón de voz se define por el volumen (intensidad) y por el tono (frecuencia).

En un país como los Estados Unidos, con diversos grupos culturales, se han encontrado diferencias muy interesantes en los patrones vocales de distintos grupos[58]: afroamericanos, indios, angloamericanos o euroamericanos, asiático-americanos e hispanoamericanos.

En los afroamericanos, la intensidad de la voz es muy variada, desde baja hasta muy alta, y un tono agudo se considera adecuado; la comunicación suele ser apasionada y animada; la mirada suele ser directa y prolongada al hablar y lo es menos al escuchar; suelen hacer bastantes gestos mientras hablan; los turnos de palabra están condicionados por la habilidad del que habla para mantener la atención, y los escuchantes generalmente hablan cuando el hablante ha terminado; hablan a una velocidad tranquila; pero con frecuencia la pausa entre dos que hablan es breve y en grupos de personas se interrumpen y uno habla antes de que acabe el otro; es frecuente el contacto físico al hablar entre amigos.

Los indios americanos hablan con una intensidad baja y un tono bajo; la comunicación suele ser desapasionada, incluso cuando hablan de algo muy importante; mirar directamente a los ojos se considera invasivo; no suelen hacer gestos; nunca interrumpen al que habla, incluso hay un silencio entre lo que dice uno y otro; hablar rápido es irrespetuoso; interrumpir al que habla es inaceptable y grosero; prefieren hablar uno al lado del otro que cara a cara; y no suelen tener contacto físico al hablar.

Los angloamericanos o euroamericanos usan un tono de voz intermedio con muy poca variación vocal; la comunicación en público no suele ser emotiva, de hecho, entre este grupo cultural se intentan evitar las interacciones emotivas, y hay una preferencia por mantener la cordialidad y la amabilidad; el que habla mira de vez en cuando al que escucha y el que escucha mira atentamente al que habla; el estilo de hablar es muy directo; el uso de gestos es intermedio, no tan prominente como en los árabes o los italianos del sur, ni tan limitado como en los ingleses o los japoneses; en general, el que habla indica mirando al que escucha que ha terminado de hablar, pero la pausa es muy breve y, con frecuencia la frase final de uno se une a la primera del otro; el contacto físico en público es mínimo, prácticamente limitado a saludarse con un apretón de manos.

Los asiático-americanos usan una intensidad y un tono de voz bajos; la expresión de emociones se considera inapropiada e infantil, y se valora mucho el control emocional; emplean alusiones indirectas y metáforas para expresar emociones profundas; el estilo de hablar es indirecto y no se considera apropiado ser directo; no se mantiene la mirada con el que habla más de uno o dos segundos, sobre todo si es una persona jerárquicamente superior o un anciano; los gestos son muy limitados; los silencios entre dos personas hablando tienen una duración intermedia entre las pausas de los euroamericanos y de los indios americanos; el contacto físico en público es prácticamente inexistente.

Los hispanoamericanos de Estados Unidos emplean un tono y una intensidad de voz más bajos que los angloamericanos; tienden a ser emocionalmente discretos con personas que no conocen y son mucho más expresivos en ambientes con solo hispanos; mirar de manera directa se considera en general irrespetuoso, sobre todo si la persona con la que se habla es más mayor o tiene una posición de autoridad; el estilo de comunicar no es completamente directo (esto sucede en las lenguas romances[59]); los silencios en las conversaciones suelen ser cortos; el contacto físico es muy frecuente (como en las culturas latinas).

Aunque no conviene considerar estereotipos culturales o sociales, ya que cada individuo por separado puede tener los comportamientos más habituales de su grupo cultural o no. Esto no quita que sí se puedan observar diferencias en los hábitos y las costumbres generales entre diferentes culturas. Así, el comportamiento calmado en el espacio público es bastante habitual entre los suecos o los japoneses, mientras que los estadounidenses tienden a ser más bien ruidosos[48].

En circunstancias normales, en unas culturas las personas se comunican en voz más alta o hablan más deprisa que en otras. Por ejemplo, en Estados Unidos, hablar alto, con voz grave y rápidamente indica dominio, control; y este mismo significado tiene en Alemania hablar bajo, con voz grave y susurrando[60]. En China, sin embargo, las personas bajan el tono y el volumen de la voz para atraer la atención sobre la seriedad o la intensidad del sentimiento de lo que están diciendo[61].

En Japón y en China los silencios en las conversaciones son una parte importante de la conversación. Es curioso que en el mundo de los negocios, en unas culturas hablar más se considera como parte de la estrategia de control, mientras que en otras ésta se basa en el uso de los silencios[60]. En las culturas latinas, los silencios suelen considerarse como un problema en la comunicación; y situaciones como compartir un ascensor o comer con alguien sin hablar resultan incómodas, y las personas prefieren intercambiar frases insustanciales al silencio.

Algo parecido sucede con la distancia entre dos personas hablando, que es mayor entre los nórdicos europeos que entre los latinos. Verónica Velo[60] pone un ejemplo simpático sobre una reunión de un español y un danés; a medida que transcurre la conversación, el español se va acercando físicamente más al danés, y éste va reculando, reculando, hasta que la silla del danés choca contra la pared, entonces el español se da cuenta de que ha rebasado el límite de espacio en el que el señor danés se siente a gusto para conversar. Con la costumbre de tocarse (culturas latinas), no tocarse (noreuropeos) o tocarse muy poco (ingleses, alemanes, asiáticos) también hay grandes diferencias culturales[60].

Pero volviendo a la costumbre cultural de vocear —en países mediterráneos como Italia, España o Grecia—, las opiniones y los comentarios de muchas personas, en internet o en la prensa, señalan lo irritante que resulta oír voces altas para los que no están acostumbrados. También, que muchos extranjeros que viven en estos países mediterráneos siguen sin acostumbrarse después de muchos años de convivencia y que les molesta oír esta forma de hablar. Además, parece que algunas personas que en su país hablan a voces, también lo hacen cuando están en otro país, sin embargo, muchos otros se inhiben y se comportan como en el país que visitan.

Por otra parte, algunos opinan que esta forma de hablar a voces en ciertos países, además, se acompaña de palabras malsonantes y tacos, y de una ausencia de expresiones de cortesía tan esenciales como el por favor, las gracias o pedir las cosas amablemente. Con respecto a esta falta de comunicación educada, personas con un mismo idioma, como, por ejemplo, el español, también señalan la ausencia de cortesía, el abuso de tacos y las voces que dan los españoles frente a las formas educadas y en tono de voz más suave que suelen emplear más los sudamericanos.

Como experiencia personal, puedo apuntar que, viajando por carretera de Francia a España y viceversa, he parado muchas veces en cafeterías y restaurantes cercanos a la frontera en ambos países. En las cafeterías y restaurantes de Francia la gente habla sin dar voces, y en las de España, a penas a un kilómetro de la frontera, la gente habla mucho más alto. Y lo más curioso es que hablan muy alto casi todos, no solo los españoles, también personas que hablan en otros idiomas, es decir, que no son españoles y que, probablemente, estén de paso. ¿Por qué pasa esto? En parte es por el efecto Lombard, sin duda, pero quizá hay algo más.

No es que yo tenga la respuesta, pero sí una intuición relacionada con esto. Para ello quisiera traer a colación una anécdota que me sucedió en una Semana Santa en una ciudad española que, entre otras cosas, se destaca por sus numerosos conventos e iglesias. Yo estaba alojada en un pequeño hotel rural. Por la mañana, estábamos en la sala para desayunar solo dos personas, mi acompañante y yo. Un empleado del hotel nos sirvió el desayuno y después puso un aparato de radio en el suelo a todo volumen con una canción rock en inglés y se marchó. Desapareció. Esperamos durante unos minutos para ver si volvía y pedirle que apagara el aparato de radio, pero, como no volvió, lo apagamos nosotros. Un minuto después apareció otro empleado del hotel y volvió a poner la radio a todo volumen y, además, nos recriminó por haber apagado la radio. Le dijimos que no queríamos oírla. Contestó que la política del hotel era poner la radio mientras los huéspedes desayunan, y el motivo era para que éstos no se sintieran cohibidos para conversar por el silencio. Nosotros, los únicos que estábamos allí, no nos sentíamos cohibidos por la ausencia de sonidos, al revés, era lo que estábamos buscando. El empleado no nos hizo caso, insistió en dejar la radio encendida. Fue imposible tener un desayuno tranquilo.

Esta anécdota me sirve para apuntar, aunque más adelante se tratará específicamente este aspecto, que un motivo por el que se habla a voces es la presencia de ruidos de fondo. En España, en las cafeterías y en los restaurantes suele haber muchos ruidos. Además de las máquinas del café y otros aparatos y objetos que puedan usarse para el servicio, están la música, la radio y el televisor con un volumen alto, que obliga a todos a hablar muy fuerte. Esto no sucede en otros países, donde o no hay música o está muy baja, y si hay televisor, está sin sonido.

Por todo lo anterior, parece que, en algunas culturas de vocerío, es decir, donde muchas personas hablan a voces, además, no hay más remedio que hablar más fuerte por los ruidos de fondo que podrían evitarse, anularse, eliminarse definitivamente del local.

Pero en una misma cultura, cada persona usará su voz de una manera u otra, no todos hablarán igual. En lo referente a la salud, los individuos que usan la voz excesivamente o de manera inadecuada pueden sufrir lesiones de las cuerdas vocales. El síntoma principal es la disfonía o ronquera. Concretamente, las lesiones de la mucosa laríngea (los nódulos y los pólipos son los más frecuentes) se relacionan con hablar en exceso y en voz demasiado alta[62], es decir, por un mal uso de la voz. También se ha visto una relación entre padecer nódulos en las cuerdas vocales y tener una personalidad extrovertida o hiperactiva e impulsiva. Se ha detectado que los nódulos vocales son más frecuentes en niños hiperactivos[63,64].

Como se ha relatado sobre los grupos culturales de los Estados Unidos con un idioma común, el tono y el volumen de la voz varían entre culturas. Las diferencias entre lenguas en el tono, el volumen, el ritmo, los silencios, etc., pueden producir percepciones totalmente equivocadas por parte de los que no conocen la lengua, por ejemplo, el oyente no nativo de una lengua puede percibir enfado o rudeza en una conversación completamente neutra o amable entre dos nativos.

Los silencios entre dos personas conversando también varían de unas culturas a otras. Así, el tiempo de pausa en una conversación entre dos norteamericanos es de 0,74 segundos; y entre dos japoneses es de 5,5 segundos y en estos se puede prolongar hasta 8,5 segundos[65], algo que para un occidental podría ser embarazoso y producir incomodidad. La situación opuesta se puede encontrar en algunos programas de televisión, donde los silencios no existen, ya que las conversaciones se solapan unas con otras y nadie escucha a nadie.

Además, la voz también tiene una melodía, que varía entre diferentes lenguas. Y esto da lugar a percepciones subjetivas de los idiomas distintos al propio. Así, por ejemplo, un individuo puede percibir que otras personas hablan de una forma grosera o enfadados en un idioma que desconoce, solo por las diferencias de fraseo, melodía y entonación con su propia lengua.

Otra característica de la voz, que puede diferir entre distintos países y culturas, es el tiempo, cuyo equivalente musical sería el «tempo», es decir, el ritmo al que se habla. Hay diferencias incluso entre personas del mismo país que viven en el campo y en las ciudades. Los que viven en zonas rurales son, en general, más tranquilos y lentos hablando que los que viven en las ciudades[61]. Tal vez sea porque los urbanitas tienen que hacerse entender por encima de los ruidos de la ciudad y siempre andan con prisas...

Hablar y escuchar

La voz es producida en la laringe mediante la vibración de las cuerdas vocales que causa el aire procedente de los pulmones. Además, algunas partes del cuerpo intervienen como resonadores: ciertas cavidades de la cabeza (la cavidad bucal, la faringe, el paladar óseo y los senos maxilares y frontales) y el tórax, haciendo que la voz adquiera sus cualidades de timbre[66]. Teniendo en cuenta esta característica se habla de voces brillantes, apagadas, metálicas, etc[67].

Los diferentes tipos de voz humana se clasifican fundamentalmente atendiendo a la frecuencia de las ondas sonoras que produce, la cual se mide en hercios (Hz)[66], y se corresponde con el tono de la voz. La voz más grave es la de bajo, con frecuencias entre 82 Hz y 396 Hz, y la más aguda es la de soprano, entre 247 Hz y 1 056 Hz. Entre estos dos extremos están, desde grave a aguda, las voces de barítono, tenor, contralto y *mezzosoprano*.

Pero el volumen o la intensidad de la voz están al margen de los tipos de voz. Es decir, podemos hablar bajo, alto o normal, independientemente del tipo de voz que tengamos. La intensidad de la voz, en decibelios (dB), es controlada por el que habla, y puede variar desde 30 dB a 120 dB. Una voz con una intensidad inferior a 50 dB se considera floja, la voz conversacional varía entre 50 dB y 65 dB, la voz proyectada entre 65 dB y 90 dB —empleada por cantantes, actores de teatro y oradores, que deben proyectar su voz, pero proyectar la voz no es lo mismo que gritar— y los gritos entre 90 dB y 110 dB. Por último, los cantantes líricos pueden alcanzar los 120 dB cantando, no gritando[67].

Por otro lado está lo que el oído humano puede oír: sonidos con frecuencias entre 20 Hz y 20 000 Hz[66]. No podemos oír los ultrasonidos (más de 20 000 Hz), como los perros y los gatos, que sí pueden oír ultrasonidos de 20 000 Hz a 40 000 Hz, o los murciélagos y los delfines, que detectan ultrasonidos entre 20 000 Hz y 100 000 Hz; ni tampoco oímos los ultrasonidos de una ecografía, entre 1 y 20 megahercios (1 megahercio es 1 millón de hercios). Tampoco podemos oír los infrasonidos (menos de 20 Hz de frecuencia), que sí pueden oír los elefantes y los topos.

Siguiendo con los órganos que son necesarios para la comunicación oral, es decir, la laringe y el oído, se conoce bien cuándo trabajan normalmente y también se sabe qué valores acústicos pueden originar problemas en la comunicación. Así, la norma ISO 9921[68] sobre la comunicación hablada indica cuáles son los niveles de calidad del lenguaje hablado que se necesitan para una comprensión adecuada de los mensajes en diferentes escenarios, y señala los siguientes valores del trabajo vocal conversacional del emisor, medido a un metro de distancia de la boca de éste: 1) 54 dB de trabajo vocal, es un esfuerzo vocal relajado; 2) 60 dB de trabajo vocal, es un esfuerzo vocal normal; 3) 66 dB de trabajo vocal, es un esfuerzo vocal aumentado; 4) 72 dB de trabajo vocal, es un esfuerzo vocal grande (voz alta); y 5) 78 dB de trabajo vocal, es un esfuerzo vocal muy grande (voz muy alta).

Por tanto, en una comunicación normal, el esfuerzo vocal adecuado está entre 54 dB y 65 dB. Pero, ¿por qué ciertos individuos hablan a voces? Podemos intuir algunas razones, que han sido confirmadas por estudios psicológicos y sociológicos: hablar alto puede ser un signo de fuerza, comportamiento resuelto, autoridad o dominio social, mientras que hablar bajo indica inseguridad, sumisión y vulnerabilidad[69–71]. Pero esto quizá no responda mucho a por qué hay gente que habla a voces todo el rato, en cualquier lugar, con diferentes personas y en distintas situaciones y ambientes.

Trabajé durante un tiempo con una persona que dirigía un departamento de una empresa y que hablaba altísimo. Daba la impresión de que esta persona estaba siempre enfadada y su forma de comunicar parecía autoritaria. Pero no voceaba por enfado o para infundir autoridad, ni por euforia, tampoco por felicidad, era su manera habitual de hablar. Resultaba bastante incómodo para las personas que trabajábamos con ella y embarazoso en ciertas situaciones que requerían contención y discreción. Esta persona decía que siempre había hablado de esa manera y que no podía cambiarla.

Sin embargo, a diferencia de la persona que he descrito, hay individuos que sí se preguntan qué pueden hacer para corregir este defecto de hablar a voces, porque ellos mismos reconocen que no está bien. Pero, curiosamente, también hay otros que no son conscientes de que hablan alto y solo lo saben porque otras personas se lo han dicho.

Hablar habitualmente a voces no es una característica genética, es algo adquirido, que viene de una influencia familiar y cultural. La voz de un niño empieza siendo parecida a la del progenitor del mismo sexo. El ambiente en el que crecemos influye de manera esencial; después, dependiendo de la subcultura y de las personas con las que nos relacionemos, tenderemos a hablar de una forma u otra[61].

El psicólogo Guillermo Ballenato señala que aprendemos a hablar a partir de modelos. Los niños aprenden de los adultos la manera de hablar entre sí y tienden a imitar los gritos, los insultos o la imposición, si los observan en sus mayores. Afortunadamente, también pueden aprender a dialogar, negociar y a respetar. Los niños observan e imitan acciones, gestos, palabras, expresiones, tonos de voz y modos de hablar. Pero no solo observan a sus padres y aprenden de ellos, también son modelos de imitación los hermanos, los amigos, los maestros o los personajes de las películas y la televisión —donde se concentra el mayor número de individuos que hablan a voces y no escuchan a los demás—. Y a partir de todas estas fuentes el niño va interiorizando valores, ideales, actitudes y formas de comportamiento[72], y todo esto le llevará a convertirse en un adolescente y después en un adulto que hablará de una forma característica, en algunos casos a voces.

Los adultos cambian la voz para conseguir una mejor comunicación, sin embargo, los niños que están aprendiendo a hablar, simplemente tienden a aumentar el volumen de voz al mismo nivel que la gente que les rodea[73]. Por eso, los niños que están rodeados de personas adultas o de compañeros de colegio y amigos que hablan a voces son niños gritones. El hábito de gritar en vez de hablar es frecuente en niños y sería bueno para todos corregirlo en edades tempranas, como se explica de una bonita manera en «El cuento de hablar sin gritar»[74], recomendado para niños de dos a siete años de edad.

Los fetos captan los sonidos que rodean a sus madres, ya que el líquido amniótico es transmisor del sonido. Además, el feto percibe cuando la madre habla, canta, tararea, grita, llora, etc[75]. Así pues, antes de nacer, el individuo ya se va preparando para una vida familiar con voces normales o altas y a la tranquilidad sonora o al estrés del ruido.

Después, los bebés también oyen —salvo los que tengan enfermedades del oído— y, además, discriminan bien entre distintas voces. Por ejemplo, distinguen entre voces que hablan el mismo idioma que su familia y voces en otro idioma. Entonces, ¿qué sucede en la mente de un bebé cuando se le pone en ambientes con voces altas y desconocidas, junto con otros ruidos de fondo? Por ejemplo, ¿cómo se sienten los bebés en bares, centros comerciales ruidosos, etc.? Como no hablan, ni opinan… ¿Alguien piensa que los bebés disfrutan de estos ambientes de vocerío y ruido? ¿Se les ve felices? Por el incremento que ha habido en los últimos años de bebés y niños pequeños en lugares públicos con mucho ruido, se podría pensar que sus padres y cuidadores creen que estos ambientes son buenos para ellos.

Los motivos por los que la gente vocea pueden ser muchos, pero en algunos casos puede haber un componente exhibicionista. Por ejemplo, hablar por teléfono a voces, incluso cuando se está rodeado de personas desconocidas. Esto indica dos cosas, que al que habla por teléfono no le importa la privacidad de su conversación y, por otra parte, que le da lo mismo molestar con su parloteo a las personas que están cerca. Para prevenir esta falta de respeto social, en algunos países como Japón, se advierte en trenes, restaurantes, bares, autobuses, etc., que no se hable por el teléfono móvil ni se utilicen funciones de éste que hagan ruido.

Vivimos en tiempos ruidosos. Pero algunos ruidos se pueden controlar: timbres y alarmas de teléfonos y otros dispositivos móviles, ruido de motores cuando no se está utilizando el dispositivo o la máquina en cuestión, sonido de la radio de fondo, música constante, y, también, claro, las voces altas.

Existen estudios muy rigurosos que demuestran algo bastante intuitivo: que la gente da voces para expresar emociones muy concretas. Se habla más alto para demostrar enfado o cuando se siente una gran felicidad, y se habla bajo en situaciones de tristeza o de intimidad. Pero, si la situación no es de una emoción extrema de enfado o de felicidad, y no hay ruidos de fondo que obliguen —por el efecto Lombard— a alzar la voz para ser oídos, ¿por qué hablar a voces?

Hay algunas sociedades en las que hablar alto en público no es aceptado. A pesar del efecto Lombard, en algunas sociedades la contención en lugares públicos es mayor, es decir, las personas hacen un esfuerzo para no hablar alto. Esto es algo que aprenden de pequeños: no hablar a voces en público, para no molestar a los demás y mantener una discreción frente a personas desconocidas.

Buscando publicaciones que aborden por qué algunas personas hablan a voces, aparecen artículos en los que se describen situaciones de discusiones y agresiones entre personas, demencia y otras enfermedades mentales. No hay estudios que investiguen la razón por la que algunas personas hablan a voces sin que exista una situación de enfado, felicidad o trastorno mental. Pero, lo cierto es que, el vocerío fuera de estas situaciones existe. Se da, por ejemplo, en sitios tan inapropiados como las salas de espera de algunos centros sanitarios (muy por encima del nivel de ruido recomendado para el sector sanitario, 30-45 dB). En la sala de espera hay personas enfermas, que son más sensibles al ruido y que, incluso, no tienen ganas de hablar o de que les hablen mientras esperan su turno. Por eso, en los centros sanitarios hay mensajes escritos y gráficos indicando que se guarde silencio. Esto es absolutamente necesario[26].

A pesar de que no hay estudios científicos que indiquen un *ranking* de sociedades en las que se habla alto de forma habitual, sí hay infinitos testimonios y opiniones en periódicos y sitios en internet donde las personas declaran qué culturas y nacionalidades son gritonas, y las personas dicen que sufren por las voces altas innecesarias e injustificadas cuando están en estos países o coinciden con estas personas «culturalmente» gritonas en algún lugar. Y estos sufridores resaltan que muchos de estos individuos, además, también hablan mucho.

Algunos motivos por los que algunas personas hablan a voces continuamente podrían ser: un problema auditivo o de la modulación de la voz, para obligar a las personas desconocidas que están cerca a escuchar lo que uno dice o para demostrar una gran seguridad (o sea, por narcisismo y exhibicionismo), porque la persona que vocea no es consciente de que hay otras que le están oyendo (o sea, por egocentrismo), o por una especie de inercia que lleva a la persona a vocear todo el día, sin relación con las distintas emociones o situaciones.

Algo seguro es que el ruido de fondo nos obliga a hablar más alto, y esto puede tener repercusión en los elementos anatómicos del habla. Hay muchas investigaciones que demuestran los efectos que produce el hablar más alto de lo que sería natural estando en un ambiente con menos ruidos. Un ejemplo de esto son los maestros, quienes padecen más enfermedades de la voz que las personas con otros trabajos[76]. Por otra parte, en el otro lado de la comunicación, es decir, en el receptor del mensaje hablado, la falta de comprensión del mensaje produce situaciones de desventaja y cambios de comportamiento en las personas; y este perjuicio es mayor en las personas con algún problema de audición, los ancianos, los niños que están aprendiendo la lengua y las personas que no están familiarizadas con el idioma[3].

En estudios de campo realizados en Estados Unidos se encontraron niveles de ruido que obligaban a los maestros a emplear una intensidad de voz de 67 dB a 78 dB a un metro de distancia del receptor; estos valores, como ya se ha mencionado, son considerados de un gran esfuerzo vocal[77]. En un estudio realizado en guarderías suecas, la intensidad de voz media observada fue de 76 dB, lo que obligaba a las cuidadoras a hablar al menos a 9 dB por encima de su nivel basal (aquel en el que la persona habla con comodidad, que, como se ha mencionado, es menor de 65 dB)[78]. Estos son solo dos ejemplos, pero existen diversas ocupaciones en las que los trabajadores tienen que hablar más alto de lo normal y, como consecuencia, tienen con mayor frecuencia alteraciones de la voz, por ejemplo, cantantes, animadores de grupos de personas, monitores de aerobic, dependientes de tiendas, camareros, trabajadores de algunas fábricas, etc[79].

Las alteraciones de las cuerdas vocales, por orden de frecuencia, son: los nódulos, los pólipos, el edema de Reinke, las hemorragias submucosas, los granulomas y las úlceras[80]. Los nódulos, que son frecuentes en los profesionales que utilizan la voz, consisten en pequeñas lesiones que suelen asentar de forma simétrica en las dos cuerdas vocales. Producen ronquera y molestias faríngeas. Se tratan con rehabilitación logopédica, con tratamiento quirúrgico o con ambos.

Adentrándonos en la parte de la comunicación correspondiente al oído, hay un concepto llamado «esfuerzo al escuchar», que se define por los requerimientos de atención necesarios para poder entender lo que se habla[81]. Según un estudio realizado con dos grupos de adultos, menores y mayores de 25 años, en el que se analizó el esfuerzo que tenían que hacer los participantes para entender con ruido de fondo, se observó que el esfuerzo era mayor en los mayores que en los menores de 25 años[82]. Esto podría explicar por qué a los jóvenes les encantan los lugares de ocio con mucho ruido y, después, en general, este gusto se va perdiendo con la edad.

Lo cierto es que, para muchos adultos, escuchar en ambientes con ruido es difícil y, a menudo, una experiencia agotadora. Con la edad, las funciones sensoriales y cognitivas, en general, van declinando, pero, incluso las personas mayores con buena audición tienen más problemas para entender en ambientes ruidosos que las más jóvenes[83].

En los últimos años se ha extendido la costumbre de poner música de fondo a todo. En la radio y en la televisión, por ejemplo, para escuchar las noticias, las entrevistas, las crónicas, los documentales o el tiempo que va a hacer, debemos concentrarnos en las palabras del emisor, intentando no oír la música de fondo —casi siempre machacona—que suena al mismo tiempo que la voz que da la información; a veces la música está alta y este esfuerzo es mucho mayor, incluso puede llegar a ser agotador y es posible que algunos escuchantes dejen de prestar atención. En películas y en series de televisión, la música de fondo puede ser constante, sin interrupción, hasta el punto de que no haya un solo momento en el que se oiga la voz sin música. Pues bien, esta música superpuesta enmascara las voces. Además, muchas veces no tiene ninguna relación con lo que se está contando. Por ejemplo, he visto una entrevista de tauromaquia televisada, con los toros al fondo en una bonita finca, acompañada con una música rock en inglés bastante alta; si al menos se oyera suavemente una guitarra flamenca…

Por otra parte, existe una medida conocida como el «nivel aceptable de ruido» (NAR), que indica la máxima cantidad de ruido de fondo que una persona puede tolerar mientras escucha a alguien[84]: es la resta entre el nivel sonoro de la voz y el del ruido de fondo. El NAR varía entre unas personas y otras, pudiendo estar entre 0 y 25 decibelios. Se considera que los individuos con un NAR menor de siete decibelios tienen una gran tolerancia al ruido de fondo y los que tienen un NAR mayor de 13 decibelios una tolerancia baja. Parece que la mayoría de las personas tienen valores de NAR entre 10 y 11 decibelios, es decir, una tolerancia intermedia. Por el momento, no se han encontrado diferencias del

NAR relacionadas con la edad, el sexo, la sensibilidad auditiva o el tipo de ruido de fondo[85].

En un experimento en el que se evaluó el volumen de música que preferían las personas dependiendo del ruido de fondo (silencio, ruido de la calle o gente hablando), resultó que los participantes escogieron el volumen más alto de música con ruido de la calle como sonido de fondo, el volumen fue menor con voces de gente hablando y, lógicamente, mucho menor cuando no había ruido de fondo[86]. Esto puede tener un reflejo en la vida real; es decir, con los millones de personas que emplean dispositivos de audio con auriculares en la calle, en los medios de transporte, para hacer deporte o en otros lugares públicos, y solo por el hecho de haber ruido ambiental utilizarán un volumen mayor que en un entorno tranquilo.

A propósito del esfuerzo que hay que hacer para entender las palabras habladas según las condiciones ambientales, se han hecho algunos experimentos que ayudan a conocer mejor la capacidad auditiva en ambientes con ruido y ciertos aspectos fisiológicos relacionados con ella. Así, por ejemplo, se ha estudiado cómo se pueden reconocer sonidos cuando éstos compiten con otros. En un experimento, los participantes tenían que reconocer números emitidos por una voz (a través de auriculares), en situaciones de menor a mayor dificultad: escuchar un número por un solo oído (tarea fácil), escuchar simultáneamente un número por un oído y otro número por el otro oído (tarea de dificultad intermedia), y series de dos números presentados simultáneamente en los dos oídos (tarea difícil). Los participantes decían los números que oían y, al mismo tiempo, se hacían mediciones de algunos parámetros objetivos de la actividad psicofisiológica[87]. El resultado fue que cuanto más difícil era la tarea más se activaban las respuestas de estrés, concretamente, los parámetros fisiológicos que cambiaron más con la dificultad de la tarea, es decir, con el esfuerzo para oír las palabras, fueron la conductancia de la piel[a] y la actividad electromiográfica[b]. Este experimento sirve para confirmar que escuchar, es decir, oír entendiendo lo que se oye, supone un esfuerzo psicofisiológico mayor cuanto más difícil es entender los mensajes hablados.

En cuanto a la influencia de la edad en la capacidad auditiva, la pérdida de audición, especialmente para las frecuencias altas, algo que es más evidente, aproximadamente, a partir de los 60 años de edad, produce una pérdida en la identificación fonética y, por tanto, en el reconocimiento de las palabras[88,89]. Sin embargo, la dificultad para entender conversaciones en condiciones ambientales difíciles, es decir, con ruido, ya se observa en personas de mediana edad con audición normal[90–92].

---

[a] Conductancia de la piel: es la capacidad de la piel para conducir la electricidad. Se mide colocando unos electrodos en la piel. Las emociones pueden producir cambios de la conductancia de la piel porque en ella están implicadas las glándulas sudoríparas. Con la actividad del sistema nervioso simpático, como sucede en situaciones de estrés, se activan las glándulas sudoríparas. Por eso, en situaciones de estrés se produce sudoración.
[b] Electromiografía: es una prueba que sirve para registrar la actividad eléctrica del músculo. Sirve para conocer el funcionamiento del sistema nervioso periférico (los músculos y los nervios que los inervan).

El esfuerzo necesario para entender los mensajes hablados es mayor según aumenta la edad, sobre todo a partir de los cuarenta años de edad, aproximadamente[92]. Esto, en parte, está relacionado con las diferencias en el ritmo circadiano[c] entre las personas jóvenes y las mayores. Los más jóvenes suelen ser vespertinos y los mayores más matutinos. A los jóvenes les resulta más difícil despertarse por las mañanas que a los mayores, y éstos últimos prefieren levantarse pronto y hacer la mayoría de las tareas por la mañana. En general, para unas mismas tareas —como trabajar o hacer ejercicio físico—, los jóvenes prefieren hacerlas y las hacen mejor por la tarde y los mayores por la mañana. Pues parece que esto también sucede con la capacidad para entender mensajes hablados entre ruidos en personas sin problemas auditivos, dependiendo de la edad: los mayores

---

[c] Ritmo circadiano: ritmo fisiológico que ocasiona oscilaciones de las variables fisiológicas, como la secreción de hormonas, el ciclo del sueño y vigilia, la temperatura corporal, etc., a intervalos de 24 horas aproximadamente. Este ritmo está regulado por el reloj biológico que, en la especie humana, se ubica en los núcleos supraquiasmáticos (que están en el cerebro).

entienden más por la mañana y los jóvenes entienden más por la tarde[93]. Y esto, de nuevo, podría relacionarse con la tendencia propia de los jóvenes a agruparse en lugares ruidosos por la tarde y la noche, ya que el ruido no les supone un gran problema para comunicarse.

Los bares, las cafeterías y los restaurantes tienen muchas fuentes de ruido: las cafeteras industriales, el televisor, la radio, las máquinas tragaperras, etc.; en algunos sitios tienen todos estos aparatos funcionando simultáneamente. Además, están las voces de la clientela que, llevada por el ruido ambiental, sube el volumen de la voz; sin olvidar que también algunas personas hablan a voces siempre y todavía más alto en los bares y restaurantes. Esto es un fenómeno que existe en muchas partes del mundo, sin embargo, a la vista de las publicaciones que existen al respecto, parece que hay un especial interés en estudiar los ruidos y el vocerío en bares, cafeterías y restaurantes en algunos países, como China, Estados Unidos o España, donde el ruido existente en algunos locales es extremadamente intenso.

La exposición al ruido alto forma parte de muchas actividades de ocio, sobre todo de los jóvenes, y puede producir sordera, acúfenos e hiperacusia (disminución de los niveles de ruido tolerables para el oído). Sin duda estas alteraciones podrían prevenirse evitando la exposición. Sin embargo, también se está investigando si algunos tratamientos podrían reducir este daño, con la idea de proporcionar medicinas que protejan de las alteraciones que provoca el ruido en el oído.

Algunos científicos creen que el estrés oxidativo podría estar implicado (como en tantas otras cosas) en la producción de las alteraciones auditivas causadas por el ruido alto, como la sordera. Por ello se está investigando si algunos medicamentos antioxidantes como, por ejemplo, una combinación de N-acetilcisteína y magnesio, tomada antes de la exposición al ruido, podrían prevenir el daño auditivo en adultos jóvenes[94]. Los resultados de este estudio también serán de interés, lógicamente, para prevenir los problemas de la exposición al ruido en el trabajo, el llamado «ruido ocupacional». Quizá el emplear algo que pueda evitar o reducir las alteraciones auditivas por el ruido tenga más sentido en las personas expuestas por motivos laborales; ya que la sordera por exposición voluntaria al ruido alto es fácilmente evitable, sin necesidad de usar medicamentos. Aunque cabe imaginar que, si se demostrara que algunos medicamentos pueden prevenir los efectos del ruido en los oídos, las empresas que los comercialicen intentarán que los consuma mucha gente antes de salir de juerga.

Solo falta que se investigue y se descubra un medicamento que prevenga las alteraciones de la voz causadas por hablar a voces. Entonces ya no habrá argumentos que se apoyen en la salud vocal para evitar la fea costumbre de hablar alto continuamente.

«Bares, qué lugares tan gratos para conversar…»[95]. En ocasiones las personas quedan en una cafetería para contarse cosas, para hablar de su vida, pero, a veces la comunicación puede no ser muy buena. ¿Qué pasa con los mensajes hablados en ambientes con mucha gente hablando alto? ¿Hasta qué punto se pierden los detalles del mensaje dado por una persona a otra en un ambiente de vocerío?

En la Universidad del País Vasco se están llevando a cabo estudios que pueden responder, en parte, a estas preguntas, haciendo experimentos que consisten en que una persona emite una serie de palabras en español al tiempo que se incluyen de fondo unas voces (conversaciones de tres, cuatro, ocho personas), y otras personas, los receptores de las voces, tienen que reconocer esas palabras habladas dentro de lo que se denomina «ruido conversacional» (gente hablando de fondo)[96]. Con estos experimentos se ha detectado una larga lista de palabras que no son reconocidas por la mayoría de los oyentes cuando hay voces de fondo. Esto significa que en los ambientes de vocerío parte la comunicación se distorsiona, es decir, se producen malentendidos. Además se ha comprobado que la inteligibilidad de las palabras es peor si el ruido de fondo es conversacional que si es de otro tipo[97].

También se ha investigado el ruido presente en lugares para comer y beber que están ubicados en centros comerciales, en medio de tiendas y zonas de paso[98]. El receptor del mensaje hablado de estos bares-restaurantes está dentro del ruido, con un fondo de conversaciones paralelas de las personas que están cerca (ruido conversacional), junto con otros ruidos procedentes de diferentes fuentes como la música ambiental, los mensajes de la megafonía, el arrastre de sillas y mesas, los objetos que se caen o chocan, las máquinas en funcionamiento, etc. Por otra parte, la calidad de la comunicación oral viene determinada por la inteligibilidad del lenguaje hablado y por el esfuerzo de la voz[99]. En estos establecimientos las mesas suelen ser pequeñas y la distancia entre quien habla y quien escucha es menor de un metro. Bajo estas condiciones hay estudios sobre inteligibilidad, en los que se ha encontrado que en algunas de estas zonas de bares-restaurantes de los centros comerciales el ruido de fondo es tan alto (mayor de 70 dB) que la comunicación no es inteligible aunque se hable más fuerte[98].

Y ahora volvemos a recordar a Étienne Lombard, el otorrinolaringólogo que describió a principios del siglo XX el fenómeno que lleva su apellido; porque Lombard fue el primer científico en reportar que las personas con audición normal hablan más alto cuando hay ruido[100]. Sus estudios son el punto de partida de todas las investigaciones sobre el ruido y la voz. La relación existente entre el sonido del lenguaje hablado y el ruido ambiental se conoce como la pendiente de Lombard y existen muchos estudios al respecto, a partir de los cuales se han elaborado recomendaciones —recogidas en la ya mencionada norma ISO 9921[68] sobre la comunicación hablada— que señalan los niveles de calidad del lenguaje hablado que se necesitan para una comprensión adecuada de los mensajes en diferentes escenarios: lugares de trabajo, espacios públicos, salas de reuniones, auditorios, etc.

A partir de un cierto número de personas en el interior de un sitio cerrado se produce un ruido ambiental que puede superar los niveles de inteligibilidad. Concretamente, por encima de 70 dB de ruido la calidad de la comunicación verbal es insuficiente[101].

En un estudio sobre el confort y la inteligibilidad conversacional entre las mesas, realizado en varios restaurantes en España, se encontró que la distancia entre las mesas tendría que ser mayor de 1,5 metros para que las conversaciones entre los comensales de una misma mesa puedan ser inteligibles (si bien, el trabajo de campo se hizo con menos de un 50% de ocupación de las mesas en la mayoría de los restaurantes estudiados, lo que implica un menor ruido de fondo)[102]. Y el estudio constata que la falta de confort e inteligibilidad conversacional se deben principalmente a la música de fondo constante o al sonido de los televisores o a ambos simultáneamente, a la falta de separación entre la zona de bar y de restaurante, al ruido de la manipulación de cubiertos y vajilla por parte de los camareros y a que las cocinas están directamente comunicadas con el restaurante. Los autores señalan que tanto la música como el sonido de los televisores de fondo no tienen sentido, porque las personas que están comiendo en el restaurante no pueden entender con claridad ni lo uno ni lo otro y, por lo general, no prestan atención a los mismos y solo son un ruido de fondo que interfiere en las conversaciones. Eliminar en los restaurantes estos dos elementos, la música y el sonido de los televisores, mejoraría la inteligibilidad conversacional, no supone ningún gasto extra y tiene una fácil solución.

Ciertamente, nuestro sistema auditivo está preparado para la atención selectiva y ello nos permite oír lo que dice alguien al tiempo que desplazamos (dejamos a un lado) los sonidos de fondo que no nos interesan. Sin embargo, ésta es una tarea que implica un esfuerzo y éste es mayor cuanto más intenso es el sonido de fondo[103-105]. La discriminación selectiva de los sonidos se denomina, en el ámbito de la investigación, «el efecto de la fiesta de cóctel». En un principio, se describió para referirse a la capacidad que tiene una persona para entender lo que dice otra en una fiesta, es decir, en un ambiente en el que hay varias personas hablando a la vez, música, choque de vasos, platos y cubiertos, etc[106]. Y parece ser que esta capacidad de discriminación auditiva existe en los niños, es máxima en los adolescentes y se reduce en los adultos[107,108]; lo que explica por qué las personas cuanto más mayores son, más les incomoda el ruido de fondo cuando intentan escuchar algo o tener una conversación. Pero, en cualquier caso, la capacidad de oír en medio del ruido tiene sus limitaciones, hasta para los más jóvenes.

Ruido en algunos lugares

El ruido en las aulas es un elemento que perturba la transferencia del conocimiento, ya que, por el momento, ésta se basa principalmente en la comunicación oral. Los maestros tratan de compensar el ruido de fondo elevando la voz más y más, lo que hace que tengan una mayor tensión mental y emocional, y que sufran alteraciones en las cuerdas vocales[26].

Los maestros están entre los profesionales que más esfuerzo vocal tienen que hacer en su trabajo. Tienen que hablar durante periodos largos y usan su voz para captar la atención de los alumnos. Por lo general, no disponen de tiempo para descansar de hablar, ya que, además del trabajo en el aula, deben continuar usando la voz en reuniones con sus colegas, con los padres, etc. En una encuesta realizada a maestros en Alemania, se obtuvo que el 58% de las maestras y el 42% de los maestros han tenido problemas de voz, incluso, un 16% de los encuestados había sufrido una pérdida temporal de voz[26]. En Estados Unidos, los maestros constituyen el grupo profesional con mayor número personas que sufren patología de la voz[76].

La guía sobre el ruido de la OMS recomienda que, para evitar problemas de comunicación, el ruido en el aula debería estar en torno a los 35 dB(A). Sin embargo, en la actualidad, los niveles de ruido en las aulas de las escuelas pueden ser de 60-80 dB(A), e incluso, en ocasiones, los niveles de ruido en los talleres escolares y las áreas de recreo pueden exceder los límites máximos recomendados en un puesto de trabajo (por ejemplo, en una fábrica)[26].

Para entender a un metro de distancia lo que dice una persona hablando con un volumen normal, el ruido de fondo no debe exceder los 35 dB(A) y el tiempo de reverberación debería ser inferior a un segundo. Estas condiciones son especialmente necesarias para la enseñanza en la escuela o para el aprendizaje de una lengua extranjera[3].

El ruido en las aulas puede causar un detrimento del aprendizaje, sobre todo cuando las tareas incluyen la lectura, o requieren de procesos cognitivos como la atención o la memoria y la resolución de problemas. La exposición mantenida al ruido en la escuela produce en los niños déficits de la atención mantenida y visual, peor discriminación auditiva, peor percepción del lenguaje hablado, peor memoria para las tareas que requieren del procesamiento de gran contenido semántico, peor capacidad de lectura y peores resultados en los exámenes de rendimiento escolar. Y, además, en los estudios en los que se ha preguntado a los niños sobre el ruido en las aulas, éstos han respondido que les molesta[109].

La mayoría de los estudios publicados acerca del efecto del ruido en el aprendizaje escolar se han realizado en escuelas con ruido de origen externo (aviones, trenes, tráfico rodado, maquinaria de construcción, etc.) y, solo en algunos casos, se ha considerado el ruido de origen interno (aire acondicionado y otra maquinaria, aulas con reverberación inapropiada, etc.). Sin embargo, no hay casi investigaciones sobre el ruido producido por los propios alumnos. Sería interesante saber cómo afecta este ruido al aprendizaje, ya que, en muchas ocasiones, el ruido que producen los niños en las aulas puede ser muy alto. En un estudio sobre enfermedades de la voz en maestros de La Rioja, la mayoría (67%) señalaron que el ruido procedente del interior del aula es sobre todo el de las voces de los alumnos[110]. Y en un estudio en Brasil realizado en maestros que no habían trabajado en las últimas dos semanas por problemas de voz, la mayoría (67%) consideraron que el ruido existente en el interior del aula estaba entre alto e insoportable[111].

Lo cierto es que cuando las aulas están vacías el nivel de ruido no es de cero decibelios, que sería el silencio absoluto. Siempre existe un ruido de fondo, que puede proceder de la propia aula como, por ejemplo, del aire acondicionado; puede venir de otras áreas de la escuela; o proceder del exterior, como el ruido del tráfico rodado. Así, donde se ha medido este ruido de fondo de las aulas vacías, se han registrado valores entre 23 y 45 dB(A)[109]. ¿Y qué ocurre cuando las aulas están ocupadas por los alumnos en silencio? Tanto en aulas universitarias como de alumnos de primaria, el nivel de ruido de las aulas con los alumnos en silencio está en torno a 56 dB(A). Es decir, la sola presencia de los alumnos genera ruido. Por último, ¿qué nivel de ruido hay en las aulas cuando los alumnos participan en actividades de enseñanza y aprendizaje? La mayoría de los registros publicados están entre 65 y 77 dB(A)[109].

La acústica de las aulas, los comedores, las bibliotecas y demás áreas de la escuela, es muy importante, ya que influye en la producción de ruido en los sitios cerrados. El aula es un sitio cerrado y, así, por ejemplo, si el nivel de ruido de un aula con tratamiento acústico ocupada por alumnos es de 70 dB(A), sin tratamiento sería mayor. El tratamiento acústico de los centros de enseñanza es un aspecto fundamental en el contexto de la salud y el ruido, y por ello la OMS ha señalado unas recomendaciones sobre los tiempos de reverberación y los niveles de ruido máximos en distintas áreas de las escuelas[3].

Los ruidos en el trabajo están regulados por directrices (Directiva 2003/10/EC) que establecen unos límites máximos para proteger la salud de las personas. Sin embargo, estas directrices han sido creadas considerando actividades en las que hay aparatos y maquinaria que producen ruidos con muchos decibelios, como sucede en las fábricas. Pero este no es el caso de las oficinas, donde, en principio, los aparatos que se emplean no producen estos niveles altos de ruido.

Actualmente, entre todas las molestias que puedan sufrir las personas que trabajan en oficinas abiertas —es decir, donde varias personas comparten el mismo espacio—, el ruido es lo que más molesta, a pesar de que en el sector terciario (servicios) el nivel de ruido no suele superar los 65 dB(A). En este tipo de oficinas los ruidos son múltiples: los timbres de teléfono, las conversaciones entre personas, las personas hablando por teléfono, los dispositivos eléctricos, la música ambiental, los aparatos de ventilación o de aire acondicionado, el ruido de pasos o del exterior de la oficina, etc.

Las personas que han trabajado en un despacho u oficina individual y en oficinas abiertas dicen que las últimas son mucho más incómodas para trabajar, en especial para los profesionales cuyo trabajo implica un esfuerzo individual y la interrelación con otros trabajadores no es un aspecto principal de su trabajo. Lo cierto es que en las oficinas abiertas, comparado con las individuales, se produce un aumento de la distracción, se reduce la privacidad y la concentración es más difícil[112].

Las voces de fondo en las oficinas son habituales y parece que molestan a muchas personas. En un estudio realizado en oficinas abiertas de varias empresas[113], la mayoría de las personas dijeron percibir ruido alto o muy alto y molesto o muy molesto. Pero de todos los tipos de ruido de la oficina —máquinas, timbres de teléfonos, conversaciones inteligibles, conversaciones ininteligibles y pasos de gente— el más frecuente es el que procede de las conversaciones inteligibles[113,114], que muchos empleados oyen permanentemente, y también consideran que es el ruido más molesto de todos. Además, el segundo ruido más molesto es el de las conversaciones ininteligibles.

Pero las voces de fondo en las oficinas abiertas no solo molestan de manera subjetiva, si no que, además, actúan sobre las funciones cognitivas del cerebro. Recordemos que las funciones cognitivas incluyen la memoria, el cálculo, el lenguaje, la atención, la concentración, la percepción, el reconocimiento, la orientación y la planificación de actividades. Y todo esto es importantísimo para hacer bien el trabajo. Pues bien, se ha demostrado que las conversaciones de fondo en las oficinas son perjudiciales para el rendimiento cognitivo[114].

La norma sobre la acústica en oficinas abiertas (ISO 3382-3:2012-2105; 2012) tiene en cuenta esto y señala que es fundamental reducir el ruido de las voces de fondo[115]. Pero, ¿son evitables algunas conversaciones que muchos empleados perciben constantemente? ¿Son todas estas conversaciones parte del trabajo? ¿Podrían realizarse algunas conversaciones en un lugar distinto a la oficina abierta? ¿La oficina abierta es la opción adecuada para que las personas trabajen bien?

Entre las soluciones para reducir la percepción de voces de fondo en las oficinas abiertas están: poner a disposición de los empleados salas silenciosas para los que necesiten concentración y otras salas para la comunicación (cabinas para hablar por teléfono, salas de reuniones, etc.), poner sistemas de aislamiento, paneles o paredes de separación, música de fondo, etc.

Con respecto a la música de fondo en las oficinas, ésta puede reducir la inteligibilidad de las conversaciones[114], lo cual podría ser positivo, puesto que, como hemos visto, las voces que más distraen son las de conversaciones inteligibles. Pero, ¿qué música hay que poner? Esto es un asunto peliagudo, ya que un tipo de música o una melodía puede gustar a unas personas y a otras no, y, al contrario, una música molesta a unas personas y a otras no. Y esto, los gustos musicales, que pueden ser tan numerosos como las personas, hacen que la música de fondo tal vez no sirva para el objetivo deseado, mejorar el rendimiento al reducir la percepción de conversaciones. Porque se ha visto que las personas pierden la concentración tanto si la música les gusta mucho como si les desagrada. Por lo tanto, para enmascarar las conversaciones y, al mismo tiempo, evitar la distracción de las personas que trabajan en una oficina, la música debería ser aquella que no guste mucho ni tampoco disguste mucho a las personas que están trabajando en una misma oficina abierta[116]. Por otra parte, también se ha comprobado que las canciones, es decir, música con letra, también distraen, y por ello no es aconsejable para concentrarse en el trabajo[117]. Complicado, ¿no?

Un día, en Madrid, en un restaurante indio, conversé con una señora suiza, Marianne, que estaba de visita turística. Decía que le aturdía el vocerío en los bares y restaurantes de la ciudad, y que encontrar un lugar tranquilo para comer era una odisea. Comentaba aliviada que este restaurante era el único tranquilo que había encontrado. Esto, estar en un restaurante o cafetería con personas que no hablen a voces, puede ser difícil en algunas ciudades y países. Para Marianne estar en sitios públicos con vocerío es una tortura; el estrés que le producen estos ambientes ruidosos lo expresaba su cara y la manera en que explicaba su vivencia en los restaurantes y las cafeterías de la ciudad. Parecía que estaba deseando dejarla cuanto antes y que su recuerdo de la visita no sería muy bueno.

El ruido en algunos restaurantes puede ser muy alto. En algunos, investigados en Estados Unidos, el ruido era superior a 85 dB[118,119]. Pero los niveles de ruido altos en estos locales se dan en muchas partes del mundo, solo es cuestión de estudiarlo.

En Hong Kong se han medido los niveles de ruido en restaurantes, encontrándose entre 66 dB y 82 dB, con una media de 74 dB[120]. Pero recordemos que a partir de 65 dB a 70 dB de ruido de fondo ya empieza a haber problemas para discriminar los sonidos, es decir, que por encima de 70 dB de ruido de fondo los mensajes de voz no son inteligibles. Sin embargo, 74 dB de ruido es un valor que está por debajo del límite de ruido admitido en las regulaciones de China, de 85 dB, que, como hemos visto, es el nivel de ruido a partir del cual puede producirse sordera ocupacional[38].

El ruido de los restaurantes puede ser ocasional para los clientes, pero no lo es para las personas que trabajan en éstos. Porque, para los que sirven bebidas y comidas en las barras o en los restaurantes, la exposición al ruido es muy superior en el tiempo a la de los clientes, ya que su trabajo se desarrolla durante muchas horas entre ruidos y, en algunos casos, el nivel de ruido es superior al considerado de riesgo para la sordera ocupacional[38,118,119].

El coste sanitario y social del ruido

El ruido, antes aceptado por la sociedad como algo natural e inevitable y ligado al progreso, ha dejado de serlo. La idea romántica de que las ciudades con mucho ruido están más vivas ya no es muy convincente. Hoy la contaminación acústica en las ciudades es un problema que afecta a la salud de las personas, y parece que el origen principal de este contaminante son los transportes de todo tipo y el ocio[38].

El ruido es un factor que trastorna nuestras vidas. Por ello, en general, las personas prefieren vivir en zonas tranquilas, para salvaguardar su bienestar y su salud. Y se ha comprobado que quienes viven en lugares tranquilos tienen una mayor calidad de vida que los que viven en zonas ruidosas[29]. Sin embargo, no todas las personas tienen los recursos económicos para vivir lejos del ruido, por lo tanto, la tranquilidad tiene un valor, y el ruido supone un coste[121].

Pero, ¿qué ocurre con el ruido de las voces? Las voces de los vecinos, las voces de los compañeros de trabajo, las voces de los estudiantes en las aulas, las voces de los que van en el metro, etc. No es frecuente que alguien se dirija directamente al que da voces para sugerirle o pedirle que hable más bajo. Parece que la sociedad ha aceptado tanto el ruido producido por las máquinas como el generado por personas sin autocontrol en su manera de hablar. Los medios de comunicación muestran continuamente deportistas que expresan sus alegrías, triunfos y fracasos a gritos, dándose golpes en el pecho o en la cabeza... Estas formas de expresión no se justifican por la liberación del estrés al que están sometidos, porque los deportistas de otras épocas también tenían su estrés y celebraban sus triunfos de una manera controlada.

Ahora muchos deportistas muestran una alegría furibunda, a gritos y con gestos brutales. Aunque también se ven estos comportamientos tan primitivos en otras personas. Y los niños lo están aprendiendo e imitando: los gritos y los gestos descontrolados. Así se está construyendo una sociedad gritona e histérica, con individuos que solo saben expresar ruidosamente sus emociones.

Al igual que el ruido de los trenes y los aviones tiene un coste social, también lo tiene el vocerío, aunque por el momento no haya sido calculado en números. Así, las conversaciones de fondo en el trabajo y el bullicio dentro de las aulas, dan lugar a una reducción del rendimiento laboral y escolar, respectivamente. Este coste disminuiría simplemente si los adultos en el trabajo y los niños en la escuela pudieran realizar su actividad en ambientes tranquilos, sin un parloteo y vocerío innecesario de fondo. Esto supone un cambio de costumbres, en ocasiones muy arraigadas culturalmente como, en el caso de los adultos, hablar de asuntos privados en mitad del trabajo o, en los niños, continuar sus juegos hablando y gritando en el aula. La concentración para estudiar y trabajar requiere de la voluntad de uno mismo, pero también de un ambiente propicio. En general, salvo excepciones —como el escritor Vargas Llosa que escribió algunos de sus libros entre el bullicio de algunos cafés—, por mucho que uno quiera centrarse en algo que está haciendo o aprendiendo, si está rodeado de gente hablando, la concentración es más difícil y a veces imposible, además de frustante.

En el año 2003, García Sanz y Garrido señalaban que «Vivir en sociedades que producen cada vez más ruido va a ser cada vez más caro, pues el ruido solo se puede paliar o moderar con fuertes inversiones a las que tienen que estar dispuestos los estados y los ciudadanos»[38]. Y esto es una realidad, personas que tienen que cambiar de hogar a causa de los ruidos, hacer obras para el aislamiento acústico de su vivienda, etc.

La Agencia Europea de Medio Ambiente recoge, en su último informe sobre el ruido en Europa, una estimación del coste social originado por el ruido ferroviario y el tráfico rodado en la Unión Europea en 40 millones de euros por año, de los cuales el 90 % son atribuidos a los automóviles y a los vehículos de mercancías[2].

Pero sería muy interesante saber cuál es el coste sociosanitario que acarrea el vocerío. Este coste incluiría los gastos derivados de la patología de la voz y del oído relacionados con el uso y la recepción de las voces altas respectivamente. El coste sanitario de la patología vocal incluiría los gastos de las visitas de la persona con disfonía a las consultas de medicina general, las consultas al especialista, las pruebas diagnósticas, los tratamientos y la rehabilitación vocal. Además, habría que añadir los gastos sanitarios producidos por las alteraciones del sueño y las causadas por el estrés; estos gastos serían más difíciles de calcular debido a que, por lo general, suelen intervenir varios factores en el desarrollo de estos trastornos, además de las voces altas y los ruidos. Por otra parte, el coste social tendría que incluir el absentismo laboral y escolar debidos a las alteraciones de la voz y del oído causadas por el ruido y, en especial por el vocerío; así como las pérdidas de productividad y de rendimiento en el trabajo y en los centros de estudio debidas a las voces de fondo.

Hay algunos estudios relacionados con la carga económica de la disfonía, uno de los síntomas principales de la patología laríngea causada por el mal uso de la voz. Por una parte, se ha reportado un 7,2% de absentismo laboral de uno o más días al año en la población general por problemas de la voz[122]. Además, se ha demostrado que la disfonía tiene efectos negativos en la calidad de vida debido al detrimento de la comunicación, al aislamiento social y a la depresión; y que produce un impacto negativo sobre la productividad laboral[123]. En 2012, se calculó que los costes directos (la atención sanitaria y los tratamientos quirúrgicos y farmacológicos) por persona de la disfonía estaban entre 500 y 820 euros al año[124].

La sordera ocasionada por exposición al ruido es un problema de salud que no ha sido cuantificado en términos económicos. Pero es obvio que la pérdida auditiva en los niños puede tener un gran efecto negativo en los procesos de aprendizaje y de comunicación. Sí hay algunos estudios en adultos sobre los costes debidos a las pérdidas de calidad de vida y de producción en trabajadores con sordera causada por el ruido[125]. En cualquier caso, los costes relacionados con las pérdidas auditivas secundarias al ruido también deberían incluir tanto los gastos sanitarios como los relacionados con los efectos psicosociales que conlleva el déficit auditivo.

Voces amables para terminar

No he encontrado estudios científicos que hayan investigado el porqué algunas personas, familias o sociedades hablan alto o muy alto en cualquier circunstancia. Pero creo que sí se podría hacer un estudio en el que se investigara por qué algunos individuos hablan a voces —sin problemas de oído o alteraciones del habla o trastornos psiquiátricos— de forma habitual fuera de una situación de felicidad o enfado. Sería interesante saber cuántos lo hacen porque no les importa el resto de la gente, cuántos por exhibicionismo o por ambos motivos y si hay personas que no lo hacen por nada de esto y saben por qué hablan fuerte. También sería importante conocer si tienen alguna idea de los efectos negativos sobre la salud que puede acarrear el vocerío, tanto para los que hablan a voces todo el rato, como para los que no tienen más remedio que oírlos.

En situaciones normales, sin ningún drama, se entiende y se atiende más a las personas que hablan con templanza, sin aspavientos ni voces altas. Oír algunas voces es un placer. El gusto por una u otra voz depende de cada uno, pero escuchar, en la radio o la televisión, una voz con una buena entonación y articulando las palabras es ideal para todos. Esto es especialmente importante en los noticiarios. Además, los mensajes de voz se entienden mejor sin sonidos de fondo, como la música. Ésta debería usarse de forma comedida, seleccionando muy bien el tipo y el volumen, teniendo siempre en cuenta que, el que escucha, básicamente lo hace para enterarse del mensaje hablado y que la música no debe interferirlo.

Aunque no haya estudios específicos del efecto nocivo del vocerío sobre la salud, sí se puede inferir que a partir de cierto nivel de ruido lo es, como es nocivo para la salud un nivel de decibelios alto producido por las máquinas en las fábricas, los aviones, los automóviles, etc. Y esto, que el ruido alcance valores perjudiciales para la salud, afecta a muchas personas, como los que trabajan en bares, cafeterías y restaurantes, los usuarios de las salas de espera de diferentes lugares o los espacios de trabajo compartidos.

En la vida cotidiana, el que habla no tiene que proyectar las palabras como en una representación teatral, para que le oigan todos, hasta los de la última fila; solo tiene que hablar para que le entienda la persona o personas con las que se está comunicando, no para que le oigan en varios metros a la redonda. Las voces altas que se emplean en algunos programas de televisión, las asambleas, las manifestaciones, etc., no son necesarias en la mayoría de los momentos de la vida diaria, y, por el contrario, son un inconveniente para muchas actividades, situaciones y lugares. Se debería evitar hablar a voces en ciertos sitios como en los centros sanitarios, en espacios compartidos como transportes públicos, bibliotecas, museos, hoteles o viviendas no independientes, ya que a muchas personas les produce una gran incomodidad y estrés, afectando a su salud. Y también deberían desaparecer las voces altas y los gritos en las zonas naturales, como medida de respeto y para la protección de los seres vivos que en ellas habitan.

No he encontrado estudios que expliquen por qué hay personas que hablan alto o a voces todo el rato, y por qué esto se da especialmente en algunas culturas, pero creo que sería bueno investigarlo con trabajos de campo, desde enfoques psicológicos y sociológicos, pero también desde un punto de vista sanitario y de coste social. Además, es algo sobre lo que casi todo el mundo tiene alguna idea u opinión y, por ello, el próximo paso que daré, en mi modesta investigación sobre el vocerío, será ver la manera de que las personas que lo deseen puedan aportar ideas y opiniones.

Bibliografía

1. Preamble to the Constitution of the World Health Organization as adopted by the International Health Conference, New York, 19-22 June, 1946; signed on 22 July 1946 by the representatives of 61 States (Official Records of the World Health Organization, no. 2, p. 100) and entered into force on 7 April 1948.
2. European Environment Agency. Noise in Europe 2014 [Internet]. Luxembourg: Publications Office; 2014 [citado 28 de julio de 2015]. Disponible en: http://bookshop.europa.eu/uri?target=EUB:NOTICE:THAL14010:EN:HTML
3. Berglund B, Lindvall T, Schwela DH. Guidelines for community noise. World Health Organization, Geneva [Internet]. 1999 [citado 6 de mayo de 2015]. Disponible en: http://whqlibdoc.who.int/hq/1999/a68672.pdf?ua=1
4. European Environment Agency. Good practice guide on noise exposure and potential health effects. [Internet]. Luxembourg: Publications Office; 2010 [citado 6 de mayo de 2015]. Disponible en: http://dx.publications.europa.eu/10.2800/54080
5. UN: World Urbanization Prospects: The 2014 Revision. United Nations, New York; 2015.
6. Szalma JL, Hancock PA. Noise effects on human performance: A meta-analytic synthesis. Psychol Bull. 2011;137(4):682-707.
7. OCDE. Lutter contre le bruit dans les années 90. Paris: OECD; 1991. 319 p.
8. Pereira Melero P. Falsa leyenda: Madrid es la ciudad más ruidosa después... Rev Esp Acústica. 2011;42(1 y 2):68-70.
9. Arana M, San Martin R, Salinas JC. People exposed to traffic noise in European agglomerations from noise maps. A critical review. Noise Mapp [Internet]. 2014 [citado 8 de mayo de

2015];1(1). Disponible en: http://www.degruyter.com/view/j/noise.2014.1.issue-1/noise-2014-0005/noise-2014-0005.xml

10. Moreno Jiménez A, Martínez Suárez P. El ruido ambiental urbano en Madrid. Caracterización y evaluación cuantitativa de la población potencialmente afectable. Bol Asoc Geógrafos Esp. 2005;40:153-79.

11. Martínez P, Moreno A. Análisis espacio-temporal con SIG del ruido ambiental urbano en Madrid y sus distritos. Rev Int Cienc Tecnol Inf Geográfica. 2005;(5):219–249.

12. Álvarez Bayona T. Aspectos Ergonómicos del Ruido [Internet]. Centro Nacional de Nuevas Tecnologías. Instituto Nacional de Seguridad Social e Higiene en el Trabajo; [citado 13 de mayo de 2015]. Disponible en: http://www.insht.es/Ergonomia2/Contenidos/Promocionale s/Ruido%20y%20Vibraciones/ficheros/DTE-AspectosErgonomicosRUIDOVIBRACIONES.pdf

13. Pearson JD, Morrell CH, Gordon-Salant S, Brant LJ, Metter EJ, Klein LL, et al. Gender differences in a longitudinal study of age-associated hearing loss. J Acoust Soc Am. 1995;97(2):1196-205.

14. Heinonen-Guzejev M, Vuorinen HS, Mussalo-Rauhamaa H, Heikkilä K, Koskenvuo M, Kaprio J. Genetic component of noise sensitivity. Twin Res Hum Genet Off J Int Soc Twin Stud. 2005;8(3):245-9.

15. van Kamp I, Davies H. Noise and health in vulnerable groups: A review. Noise Health. 2013;15(64):153-9.

16. Schreckenberg D, Griefahn B, Meis M. The associations between noise sensitivity, reported physical and mental health, perceived environmental quality, and noise annoyance. Noise Health. 2010;12(46):7-16.

17. Stansfeld SA, Sharp DS, Gallacher J, Babisch W. Road traffic noise, noise sensitivity and psychological disorder. Psychol Med. 1993;23(4):977-85.

18. Stansfeld SA. Noise, noise sensitivity and psychiatric disorder: epidemiological and psychophysiological studies. Psychol Med. 1992;Suppl 22:1-44.

19. Shepherd D, Welch D, Dirks KN, Mathews R. Exploring the Relationship between Noise Sensitivity, Annoyance and Health-Related Quality of Life in a Sample of Adults Exposed to Environmental Noise. Int J Environ Res Public Health. 2010;7(10):3579-94.

20. Stansfeld SA, Shipley M. Noise sensitivity and future risk of illness and mortality. Sci Total Environ. 2015;520:114-9.

21. Martimportugués Goyenechea C, Luque Pons VM. Estilos de ocio y ruido. Rev Acústica. 2014;45(1-2):25-34.

22. Theakston F, editor. Burden of disease from environmental noise: quantification of healthy life years lost in Europe. Copenhagen: World Health Organization, Regional Office for Europe; 2011. 106 p.

23. Smith AP. The effects of noise and time on task on recall of order information. Br J Psychol. 1983;74:83-9.

24. Clark, C. R. (1984). The effects of noise on health. In D. M. Jones & A. J. Chapman (Eds.), Noise and society (pp. 111–124). New York, NY: Wiley [Internet]. [citado 6 de julio de 2016]. Disponible en: http://kungfu.psy.cmu.edu/~scohen/noisechap84.pdf

25. Data and statistics. Noise and health resources. WHO website [Internet]. 2016 [citado 4 de julio de 2016]. Disponible en: http://www.euro.who.int/en/health-topics/environment-and-health/noise/data-and-statistics

26. Schneider E, Paoli P, Brun E, European Agency for Safety and Health at Work, editores. Noise in figures. Luxembourg: Office for Official Publications of the European Communities; 2005. 116 p.

27. Zwicker E, Fastl H. Psychoacoustics: facts and models, 3rd ed.: Springer: Heidelberg, Germany,1999 [Internet]. [citado 15 de abril de 2016]. Disponible en: http://trove.nla.gov.au/work/6331315

28. Hurtley C, World Health Organization, editores. Night noise guidelines for Europe. Copenhagen, Denmark: World Health Organization Europe; 2009. 162 p.

29. Shepherd D, Welch D, Dirks K, McBride D. Do Quiet Areas Afford Greater Health-Related Quality of Life than Noisy Areas? Int J Env Res Public Health. 2013;10:1284-303.

30. Ulrich RS, Simons RF, Losito BD, Fiorito E, Miles MA, Zelson M. Stress Recovery During Exposure to Natural and Urban Environments 11: 201-230. J Environ Psychol. 1991;11:201-30.

31. Babisch W. Transportation noise and cardiovascular risk: Updated Review and synthesis of epidemiological studies indicate that the evidence has increased. Noise Health. 2006;8(30):1-29.

32. Barceló MA, Varga D, Tobias A, Diaz J, Linares C, Saez M. Long term effects of traffic noise on mortality in the city of Barcelona, 2004–2007. Environ Res. mayo de 2016;147:193-206.

33. Tobías A, Recio A, Díaz J, Linares C. Noise levels and cardiovascular mortality: a case-crossover analysis. Eur J Prev Cardiol. 2015;22(4):496-502.

34. Tobías A, Díaz J, Recio A, Linares C. Traffic noise and risk of mortality from diabetes. Acta Diabetol. 2015;52(1):187-8.

35. Tobías A, Recio A, Díaz J, Linares C. Does traffic noise influence respiratory mortality? Eur Respir J. 2014;44(3):797-9.

36. Tobías A, Recio A, Díaz J, Linares C. Health impact assessment of traffic noise in Madrid (Spain). Environ Res. 2015;137:136-40.

37. Hänninen O, Knol AB, Jantunen M, Lim T-A, Conrad A, Rappolder M, et al. Environmental Burden of Disease in Europe: Assessing Nine Risk Factors in Six Countries. Environ Health Perspect. 2014;122(5):439-46.

38. García Sanz B, Garrido FJ. La contaminación acústica en nuestras ciudades [Internet]. Barcelona: Fundación «La Caixa»; 2003 [citado 8 de octubre de 2015]. 254 p. (Colección

Estudios Sociales). Disponible en: https://obrasocial.lacaixa.es/deployedfiles/obrasocial/Estatic os/pdf/Estudios_sociales/es12_esp.pdf

39. Weichbold V, Holzer A, Newesely G, Stephan K. Results from high-frequency hearing screening in 14- to 15-year old adolescents and their relation to self-reported exposure to loud music. Int J Audiol. 2012;51(9):650-4.

40. Wilsont WJ, Herbstein N. The role of music intensity in aerobics: implications for hearing conservation. J Am Acad Audiol. 2003;14(1):29-38.

41. Henderson D, Bielefeld EC, Harris KC, Hu BH. The role of oxidative stress in noise-induced hearing loss. Ear Hear. 2006;27(1):1-19.

42. Ohlemiller KK. Recent findings and emerging questions in cochlear noise injury. Hear Res. 2008;245(1-2):5-17.

43. Borg E, Canlon B, Engström B. Noise-induced hearing loss. Literature review and experiments in rabbits. Morphological and electrophysiological features, exposure parameters and temporal factors, variability and interactions. Scand Audiol Suppl. 1995;40:1-147.

44. Roberts LE, Eggermont JJ, Caspary DM, Shore SE, Melcher JR, Kaltenbach JA. Ringing ears: the neuroscience of tinnitus. J Neurosci Off J Soc Neurosci. 2010;30(45):14972-9.

45. Houtgast T, Festen JM. On the auditory and cognitive functions that may explain an individual's elevation of the speech reception threshold in noise. Int J Audiol. 2008;47(6):287-95.

46. Moore BC. Perceptual consequences of cochlear hearing loss and their implications for the design of hearing aids. Ear Hear. abril de 1996;17(2):133-61.

47. Pienkowski M, Eggermont JJ. Reversible long-term changes in auditory processing in mature auditory cortex in the absence of hearing loss induced by passive, moderate-level sound exposure. Ear Hear. 2012;33(3):305-14.

48. Baron NS, Segerstad YH af. Cross-cultural patterns in mobile-phone use: public space and reachability in Sweden, the USA and Japan. New Media Soc. 2010;12(1):13-34.

49. Hygge S, Evans GW, Bullinger M. A prospective study of some effects of aircraft noise on cognitive performance in schoolchildren. Psychol Sci. 2002;13(5):469-74.

50. Stansfeld SA, Berglund B, Clark C, Lopez-Barrio I, Fischer P, Ohrström E, et al. Aircraft and road traffic noise and children's cognition and health: a cross-national study. Lancet Lond Engl. 2005;365(9475):1942-9.

51. AC 91-36D - Visual Flight Rules (VFR) Flight Near Noise-Sensitive Areas – Document Information [Internet]. [citado 12 de julio de 2016]. Disponible en: https://www.faa.gov/regulations_policies/advisory_circulars/index.cfm/go/document.information/documentID/23156

52. Dutilleux G. Anthropogenic outdoor sound and wildlife: it's not just bioacoustics! Société Fr Acoust Acustics 2012 Apr 2012 Nantes Fr [Internet]. 2012 [citado 28 de julio de 2015]; Disponible en: https://hal.archives-ouvertes.fr/hal-00810795/

53. Figueroa Hernández DD, González Sánchez DF. Relación entre la pérdida de la audición y la exposición al ruido recreativo. Biomics®. 2011;15-21.

54. Niemann H, Maschke C. WHO LARES. Final report. Noise effects and morbidity [Internet]. World Health Organization; 2004 [citado 6 de mayo de 2015]. Disponible en: http://en.wikipedia.org/w/index.php?title=Health_effects_from_noise&oldid=656285611

55. Recomendaciones de buenas prácticas acústicas. Día Internacional de Concienciación sobre el Ruido. Rev Acústica. 2005;36(1):46.

56. Izadi F, Mohseni R, Daneshi A, Sandughdar N. Determination of Fundamental Frequency and Voice Intensity in Iranian Men and Women Aged Between 18 and 45 Years. J Voice. 2012;26(3):336-40.

57. Aronson A. Clinical Voice Disorders. New York, NY: Thieme; 1990.

58. Elliot C, Adams RJ, Sockalingam S. Communication Patterns and Assumptions of Differing Cultural Groups in the United States [Internet]. 1999 [citado 23 de agosto de 2016]. Disponible en: http://www.awesomelibrary.org/mul ticulturaltoolkit-patterns.html

59. Kaplan RB. Cultural Thought Patterns in Inter-Cultural Education. Lang Learn. 1966;16 (1-2):11-25.

60. Velo V. Cross-Cultural Management. Business Expert Press; 2011. 231 p.

61. Karpf A. The Human Voice: The Story of a Remarkable Talent. Bloomsbury Publishing; 2011.

62. Bastian RW, Thomas JP. Do Talkativeness and Vocal Loudness Correlate With Laryngeal Pathology? A Study of the Vocal Overdoer/Underdoer Continuum. J Voice [Internet]. 2015 [citado 8 de julio de 2016]; Disponible en: http://linkinghub.elsevier.com/retrieve/pii/S0892199715001 447

63. Yano J, Ichimura K, Hoshino T, Nozue M. Personality factors in pathogenesis of polyps and nodules of vocal cords. Auris Nasus Larynx. 1982;9(2):105-10.

64. Roy N, Holt KI, Redmond S, Muntz H. Behavioral Characteristics of Children With Vocal Fold Nodules. J Voice. 2007;21(2):157-68.

65. Yamada H. Different Games, Different Rules: Why Americans and Japanese Misunderstand Each Other (New York: Oxford University Press, 1997).

66. Universidad del País Vasco. La voz humana [Internet]. [citado 21 de enero de 2016]. Disponible en: http://www.ehu.eus/acustica/espanol/musica/vohues/vohu es.html

67. De Monserrat i Nonó, J, Orri Plaja, A, Corselles Corbella, C, Mer Santamaría, M. El uso profesional de la voz [Internet]. Departamento de Empresa y Empleo. 2012 [citado 21 de

enero de 2016]. 20 p. Disponible en: http://www.activamutua.es/wp-content/uploads/2015/06/US_PROFESSIONAL_VEU_cast.pdf
68. ISO 9921. Ergonomics – assessment of speech communication. Geneva; 2003 [Internet]. [citado 5 de mayo de 2015]. Disponible en: https://www.iso.org/obp/ui/#iso:std:33589:en
69. Mallory EB, Miller VR. A Possible Basis for the Association of Voice Characteristics and Personality Traits. Speech Monogr. 1958;25(4):255.
70. Eisler RM, Miller PM, Hersen M. Components of assertive behavior. J Clin Psychol. 1973;29(3):295-9.
71. Rose YJ, Tryon WW. Judgments of Assertive Behavior as a Function of Speech Loudness, Latency, Content, Gestures, Inflection, and Sex. Behav Modif. 1979;3(1):112-23.
72. Educar sin gritar. Guillermo Ballenato Prieto. Ed. La esfera de los libros. 2007.
73. Amazi DK, Garber SR. The Lombard sign as a function of age and task. J Speech Hear Res. 1982;25(4):581-5.
74. Mireia Canals, Mar Cerdà. El cuento de hablar sin gritar. Primera edición. Barcelona, España: Miguel A. Salvatella, S.A.; 2009.
75. Truby HM. Prenatal sound transmission and exceptional antennae [Internet]. [citado 24 de abril de 2015]. Disponible en: http://scitation.aip.org/content/asa/journal/jasa/62/S1/10.1121/1.2016439
76. Roy N, Merrill RM, Thibeault S, Parsa RA, Gray SD, Smith EM. Prevalence of voice disorders in teachers and the general population. J Speech Lang Hear Res JSLHR. 2004;47(2):281-93.
77. Pearsons K, Bennett K, Fidell S. Speech levels in various noise environments. U.S. Environmental Protection Agency Report EPA-600/1-77-025, 1977. Available through the National Technical Information Service, Springfield, Virginia.y

[Internet]. 1977 [citado 5 de mayo de 2015]. Disponible en: http://nepis.epa.gov

78. Södersten M, Granqvist S, Hammarberg B, Szabo A. Vocal behavior and vocal loading factors for preschool teachers at work studied with binaural DAT recordings. J Voice Off J Voice Found. 2002;16(3):356-71.

79. Williams NR. Occupational groups at risk of voice disorders: a review of the literature. Occup Med. 2003;53(7):456-60.

80. Pérez Fernández, CA, Preciado López, J. Nódulos de las cuerdas vocales. Factores de riesgo en los docentes. Estudio de casos y controles. Acta Otorrinolaringológica Esp. 2003;54:253-60.

81. Hick CB, Tharpe AM. Listening effort and fatigue in school-age children with and without hearing loss. J Speech Lang Hear Res JSLHR. 2002;45(3):573-84.

82. Anderson Gosselin P, Gagne´ J-P. Older Adults Expend More Listening Effort Than Young Adults Recognizing Speech in Noise. J Speech Lang Hear Res. 2011;54(3):944.

83. Speech understanding and aging. Working Group on Speech Understanding and Aging. Committee on Hearing, Bioacoustics, and Biomechanics, Commission on Behavioral and Social Sciences and Education, National Research Council. J Acoust Soc Am. 1988;83(3):859-95.

84. Nabelek AK, Tucker FM, Letowski TR. Toleration of background noises: relationship with patterns of hearing aid use by elderly persons. J Speech Hear Res. 1991;34(3):679-85.

85. Recker KL, Edwards BW. The Effect of Presentation Level on Normal-Hearing and Hearing-Impaired Listeners' Acceptable Speech and Noise Levels. J Am Acad Audiol. 2013;24(1):17-25 9p.

86. Hodgetts WE, Rieger JM, Szarko RA. The effects of listening environment and earphone style on preferred listening levels of normal hearing adults using an MP3 player. Ear Hear. 2007;28(3):290-7.

87. Mackersie CL, Cones H. Subjective and Psychophysiological Indexes of Listening Effort in a Competing-Talker Task. J Am Acad Audiol. 2011;22(2):113-22.

88. Gates GA, Mills JH. Presbycusis. Lancet Lond Engl. 2005;366(9491):1111-20.

89. van Rooij JC, Plomp R. Auditive and cognitive factors in speech perception by elderly listeners. III. Additional data and final discussion. J Acoust Soc Am. 1992;91(2):1028-33.

90. Helfer KS, Vargo M. Speech recognition and temporal processing in middle-aged women. J Am Acad Audiol. 2009;20(4):264-71.

91. Morrell CH, Gordon-Salant S, Pearson JD, Brant LJ, Fozard JL. Age- and gender-specific reference ranges for hearing level and longitudinal changes in hearing level. J Acoust Soc Am. 1996;100(4 Pt 1):1949-67.

92. Degeest S, Keppler H, Corthals P. The Effect of Age on Listening Effort. J Speech Lang Hear Res. 2015;58(5):1592.

93. Veneman CE, Gordon-Salant S, Matthews LJ, Dubno JR. Age and Measurement Time-of-Day Effects on Speech Recognition in Noise: Ear Hear. 2013;34(3):288-99.

94. Gilles A, Ihtijarevic B, Wouters K, Van de Heyning P. Using prophylactic antioxidants to prevent noise-induced hearing damage in young adults: a protocol for a double-blind, randomized controlled trial. Trials. 2014;15:110.

95. Al calor del amor en un bar. Gabinete Caligari. 1986. Sello: DRO-Tres cipreses.

96. Tóth MA, Lecumberri MLG, Tang Y, Cooke M. A corpus of noise-induced word misperceptions for Spanish. J Acoust Soc Am. 2015;137(2):EL184–EL189.

97. Culling JF. Energetic and Informational Masking in a Simulated Restaurant Environment. En: Moore BCJ, Patterson RD, Winter IM, Carlyon RP, Gockel HE, editores. Basic Aspects of Hearing [Internet]. New York, NY: Springer New York; 2013 [citado 24 de abril de 2015]. p. 511-8. Disponible en: http://link.springer.com/10.1007/978-1-4614-1590-9_56

98. Navarro MPN, Pimentel RL. Speech interference in food courts of shopping centres. Appl Acoust. 2007;68(3):364-75.

99. Lazarus H. Prediction of verbal communication in noise—A development of generalized SIL curves and the quality of communication (Part 2). Appl Acoust. 1987;20(4):245-61.

100. Brumm H, Zollinger A. The evolution of the Lombard effect: 100 years of psychoacoustic research. Behaviour. 2011;148(11-13):1173-98.

101. Rindel JH. Acoustical capacity as a means of noise control in eating establishments. Proc BNAM [Internet]. 2012 [citado 28 de abril de 2015]; Disponible en: http://www.researchgate.net/profile/Jens_Rindel/publicatio n/265888641_Acoustical_capacity_as_a_means_of_noise_c ontrol_in_eating_establishments/links/54201ddd0cf221800 8d44116.pdf

102. Vera Gurarinos G, Yebra Calleja M, Calzado Estepa E. Condiciones acústicas en bares-restaurantes: una primera aproximación al establecimiento de la «distancia mínima de confort» entre mesas. 46º Congr Esp Acústica Encuentro Ibérico Acústica Eur Symp Virtual Acoust Ambisonics Valencia Spain. 2015;

103. Strait DL, Kraus N. Can You Hear Me Now? Musical Training Shapes Functional Brain Networks for Selective Auditory Attention and Hearing Speech in Noise. Front Psychol [Internet]. 2011 [citado 22 de enero de 2016];2(113). Disponible en: http://journal.frontiersin.org/article/10.3389/fpsyg.2011.00 113/abstract

104. Zhang C, Arnott SR, Rabaglia C, Avivi-Reich M, Qi J, Wu X, et al. Attentional modulation of informational masking on early cortical representations of speech signals. Hear Res. 2016;331:119-30.

105. Zhang C, Lu L, Wu X, Li L. Attentional modulation of the early cortical representation of speech signals in

informational or energetic masking. Brain Lang. 2014;135:85-95.

106.   Cherry EC. Some Experiments on the Recognition of Speech, with One and with Two Ears. J Acoust Soc Am. 1953;25(5):975-9.

107.   Plude DJ, Enns JT, Brodeur D. The development of selective attention: a life-span overview. Acta Psychol (Amst). 1994;86(2-3):227-72.

108.   Desjardins JL, Doherty KA. Age-related changes in listening effort for various types of masker noises. Ear Hear. 2013;34(3):261-72.

109.   Shield BM, Dockrell JE. The effects of noise on children at school: a review. Build Acoust. 2003;10(2):97–116.

110.   Preciado-López J, Pérez-Fernández C, Calzada-Uriondo M, Preciado-Ruiz P. Epidemiological Study of Voice Disorders Among Teaching Professionals of La Rioja, Spain. J Voice. 2008;22(4):489-508.

111.   de Medeiros AM, Assunção AÁ, Barreto SM. Absenteeism due to voice disorders in female teachers: a public health problem. Int Arch Occup Environ Health. 2012;85(8):853-64.

112.   Kaarlela-Tuomaala A, Helenius R, Keskinen E, Hongisto V. Effects of acoustic environment on work in private office rooms and open-plan offices - longitudinal study during relocation. Ergonomics. 2009;52(11):1423-44.

113.   Pierrette M, Parizet E, Chevret P, Chatillon J. Noise effect on comfort in open-space offices: development of an assessment questionnaire. Ergonomics. 2015;58(1):96-106.

114.   Schlittmeier SJ, Liebl A. The effects of intelligible irrelevant background speech in offices - cognitive disturbance, annoyance, and solutions. Facilities. 2015;33(1/2):75-61.

115.   ISO 3382-3:2012. Acoustics – measurement of room acoustic parameters – Part 3: open-plan offices. Geneva, Switzerland: International Organization for Standardization; 2012.

116.   Huang R-H, Shih Y-N. Effects of background music on concentration of workers. Work. 2011;38(4):383-387 5p.

117.   Shih Y-N, Huang R-H, Chiang H-Y. Background music: Effects on attention performance. Work. 2012;42(4):573-578 6p.

118.   Rusnock CF, Bush PM. An evaluation of restaurant noise levels and contributing factors. J Occup Environ Hyg. 2012;9(6):D108-113.

119.   Lebo CP, Smith MF, Mosher ER, Jelonek SJ, Schwind DR, Decker KE, et al. Restaurant noise, hearing loss, and hearing aids. West J Med. 1994;161(1):45.

120.   To W, Chung A. Noise in restaurants: Levels and mathematical model. Noise Health. 2014;16(73):368-73.

121.   Nelson JP. Highway noise and property values: A survey of recent evidence. J Transp Econ Pol. 1982;16:117-38.

122.   Roy N, Merrill RM, Gray SD, Smith EM. Voice disorders in the general population: prevalence, risk factors, and occupational impact. The Laryngoscope. 2005;115(11):1988-95.

123.   Smith E, Verdolini K, Gray S, Nichols S, Lemke J, Barkmeier J, et al. Effect of voice disorders on quality of life. J Med Speech-Lang Pathol. 1996;4(4):223-44.

124.   Cohen SM, Kim J, Roy N, Asche C, Courey M. Direct health care costs of laryngeal diseases and disorders. The Laryngoscope. 2012;122(7):1582-8.

125.   Shield B. Evaluation of the social and economic costs of hearing impairment. Hear-It AISBL. 2006;1–202.

DEFINICIONES, ABREVIATURAS Y ACRÓNIMOS

- Acúfenos: zumbidos o pitidos que se perciben en los oídos, pero que no proceden de una fuente de sonido externa.

- dB: decibelio. Unidad de intensidad acústica, equivalente a la décima parte de un belio.

- dB(A): decibelios en la escala ponderada A (escala más ajustada al oído humano).

- Hiperacusia: disminución de los niveles de ruido tolerables para el oído.

- Hz: hercio. Unidad de frecuencia o tonalidad del sonido.

- NAR: nivel aceptable de ruido.

- OCDE: Organización para la Cooperación y el Desarrollo Económico.

- OMS: Organización Mundial de la Salud.

- TR: tiempo de reverberación.

www.ingramcontent.com/pod-product-compliance
Lightning Source LLC
Chambersburg PA
CBHW051454250726
48655CB00001B/402